睡不着的时候就看看

［日］大岛信赖 著

尹晓静 译

人民邮电出版社

北京

图书在版编目（CIP）数据

睡不着的时候就看看 / （日）大岛信赖著 ; 尹晓静译. -- 北京 : 人民邮电出版社, 2025. -- ISBN 978-7-115-67376-3

Ⅰ. R749.7

中国国家版本馆 CIP 数据核字第 2025XH3602 号

- ◆ 著　　　[日] 大岛信赖
  译　　　尹晓静
  责任编辑　朱伊哲
  责任印制　周昇亮
- ◆ 人民邮电出版社出版发行　　北京市丰台区成寿寺路 11 号
  邮编　100164　　电子邮件　315@ptpress.com.cn
  网址　https://www.ptpress.com.cn
  文畅阁印刷有限公司印刷
- ◆ 开本：787×1092　1/32
  印张：6.125　　　　　　　　2025 年 7 月第 1 版
  字数：90 千字　　　　　　　2025 年 7 月河北第 1 次印刷

  著作权合同登记号　图字：01-2024-3728 号

定价：52.00 元

读者服务热线：**(010)81055296**　印装质量热线：**(010)81055316**
反盗版热线：**(010)81055315**

前 言

压力和睡眠的关系密切。

这是大家都知道的一件事，而我作为心理咨询师，过往的工作经历也让我深切地感受到了这一点。下面这些都是来找我咨询的人经常遇到的问题，或许正在阅读本书的你也有这样的烦恼。

- 钻进被窝后，总是忍不住想起工作上的事，头脑很清醒，完全睡不着。
- 让你烦恼、不安的事情接二连三地浮现在脑海里，翻来覆去睡不着。
- 莫名想起讨厌的人，心情不爽，睡不着。

如果你在工作或人际关系方面不顺心，往往会出现睡眠问题。根据世界卫生组织的调查，世界上有10%~30%的人都在遭受慢性失眠的困扰。我在30年的职业生涯中共接待过9万多人，其中绝大多数人都有睡眠问题。

☾ 通过"催眠"来释放多余的力量

我不是研究睡眠的专家，所以并不是出于彻底解决睡眠问题的目的去治疗来访者，但在我使用心理疗法中的**催眠疗法（现代催眠）**后，我的来访者不仅解决了日常生活中的烦恼，而且出人意料地获得了良好的睡眠，每晚可以沉沉睡去。我想，这是因为催眠发挥了作用，消除了对方心中的不安和恐惧，让他放松了下来。

想象一下这个场景：你漂浮在水面上，一用力（使劲），你就会沉下去；一放松，在浮力的作用下，你会自动浮在水面上。

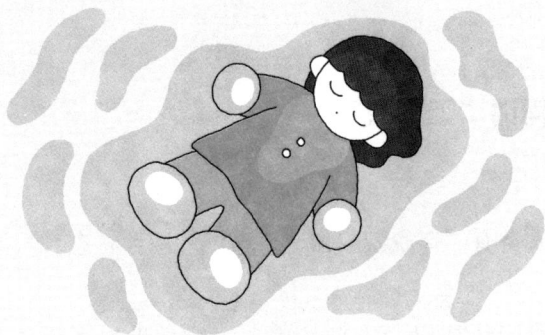

当我们的内心被不安填满时，我们往往会想着"我必须想办法解决它"，但这会让我们忍不住"使劲"。这就和在水中越是用力挣扎越容易下沉是一个道理，我们越是想要拼尽全力解决它，就越容易陷入思考的漩涡。

如果想摆脱这种过度思考的习惯，就要把自己交给"无意识"。就好比如果你落水，就要把身体交给浮力，而不是胡乱挣扎，这一点至关重要。

☽ 何谓"无意识"

人类有"有意识"和"无意识"两种状态。

我们往往以为，自己是在有意识地思考后才采取行动的，但实际上，我们的绝大多数行动都是在无意识中进行的。比如你骑自行车的时候，会想着"我得好好骑，千万别摔了"吗？肯定不会，对吧？会骑自行车的人，什么都不用想就能熟练地骑自行车。这就是无意识在起作用。

我们在刚学骑自行车的时候，确实会反复练习，会摔倒很多次，但一旦学会骑自行车，就能自由地骑来骑去。

骑自行车这种技能，还是需要不断练习才能在无意识状态下掌握的，但也有一些行为从一开始就是在无意识的状态下完成的——睡觉正是如此，不是你劝自己"快睡吧"就能睡着的，睡觉是在完全无意识的状态下发生的行为。

那么，为什么本应在无意识中自然发生的睡觉这一行为却让人们深受困扰呢？这是因为很多人会在睡前过度思考，即意识过度活跃。如果停止过度思考，把自己完全交给"无意识"，就能睡个好觉。

☽ 只需读一读，就能获得无意识先生的帮助

那我们该如何把自己交给无意识呢？

在本书中，我们将使用前文说的催眠疗法（现代催眠）来激活无意识。也许有人会觉得催眠过于神秘、难以置信，但它是一种切实存在的心理学方法，可以激发人类的潜能。

一些运动员在比赛前会做一些独特的"例行动作"，他们这是在抑制意识的产生，让自己依靠无意识的力量去比赛，也就是说，他们知道这样做能充分发挥自己应有的实力。

催眠是通过混淆意识来激活无意识的一种方式。通常来说，如果要正式进行催眠，需要花费相当长的一段时间才能让意识进入混乱状态。我在给来访者做咨询时，最初也会花很多时间耐心地对他们进行催眠，但后来我想知道是否有更简单的方法，于是思考并设计出了"魔法暗示口诀"。结果发现，对来访者来说，它的效果与催眠的效果相同。

本书中介绍的"魔法暗示口诀"全都在来访者身上进行了实际应用，并且取得了相应的效果。因为这些口诀含有一些能让意识混淆的隐喻（Metaphor），所以只需默念这些口诀，就能达到激活无意识的效果。

无意识被激活后，不仅能把你从不安、恐惧等糟糕的情绪中解放出来，还能解决你的睡眠问题，让你睡个好觉。另外，当无意识充分发挥作用时，你不仅能睡得香甜，还能自然而然地激活你的潜能，从而让工作更顺利，人际关系更和谐。

本书设置了一些"机关"，让你光是读一读就忍不住犯困。具体来说，本书中穿插了一些"催眠脚本"，会让你读着读着就产生困意，慢慢进入睡眠状态。

什么是"催眠脚本"？简单来说就是一些"能让无意识发挥作用的信息所组成的故事"，你只需读一读它们，就能激活无意识，让它给你提供帮助。

在本书中，可能主语会突然改变，或者过去式和现在式交错乱用，让你读起来很困难，这其实都是为了混淆意识，让你进入无意识的世界而特意采用的写作手法。

我相信通过阅读"催眠脚本"，那些你在有意识状态下无法整理的信息，都会在你处于无意识状态时被有效整理好，从而让你安心入睡。

　　为了让你更容易进入睡眠状态，本书会尽量避免使用复杂的专业术语。因为一旦涉及复杂的专业术语，人就会不由自主地进入思考状态，难以入睡。书中有几处会把"无意识"写作"无意识先生"，这是运用了将"无意识"拟人化的手法（即叙事疗法）。最后提醒一点，对于书中的"血糖值""炎症""压力激素"这类词汇，如果把它们当作故事中的人物，你就更容易从紧张的状态中放松下来。

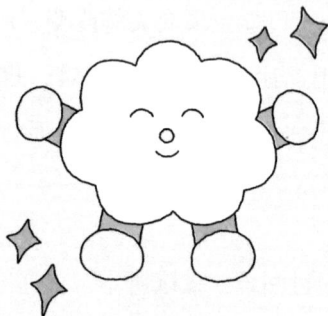

☾ 本书的使用方法

如果你能将本书从头到尾读一遍，催眠效果会更好，你也会更容易入睡。但如果你读不完，那只读其中你觉得好读的部分，也能顺利打开"睡眠开关"。总之，按你自己的节奏阅读本书就好，千万不要给自己压力。

在第 1 章中，为了缓解你的紧张，我写了一些常见的失眠故事，让你更有代入感，打心底里觉得"没错，这说的就是我"。阅读这一章，会让无意识先生现身，让其发挥相应的作用。

第 2 章会介绍一些"魔法暗示口诀"。默念这些口诀，其中暗含的意思就会引导你进入睡眠状态，并让你和无意识先生成为好朋友。如果你平时总是思虑过多，想改掉这个习惯，我强烈推荐你看这章的内容。

第 3 章介绍的是"利用意识助眠的方法",这是现代催眠中的一种"反论"技巧,即利用意识去促使无意识发挥作用。如果你不相信仅凭暗示就能睡着,或者更倾向于关注具体存在的事物(比如数数),那强烈推荐你阅读这章。这章会帮你混淆活跃的意识,引导你进入睡眠状态,最终获得无意识先生的帮助。

最后是第 4 章,这章的每一个故事都是引导你进入无意识世界的"催眠脚本",故事主旨都是"借助睡眠获得的良好效果"。具体来说,这些效果包括更容易想出创意、消除无谓的紧张感、改善人际关系等。阅读这些故事,能让无意识先生做你强有力的后盾,助你不断提升自我。这一章的最后一节是"一读就能熟睡的故事",顾名思义,就是全方位运用"催眠脚本"来帮你入睡,虽然这听起来有些离奇,不过它真的特别适合在睡前阅读,这样能更好地发挥助眠作用。

本书介绍了很多助眠方法,可能会让你有些眼花缭乱,不知该在何种场景下使用何种方法。如果出现这种情况，你可以看看书末总结的"只需默念就能入睡的'魔法暗示口诀'"和"利用意识助眠的方法"，然后选择你感兴趣的进行实践。

☽ 一不留神就进入了梦乡

以前，有一位精神科医生朋友对我说："大岛先生，你的书我总是放在床边。"我高兴地回应说："哇！原来你读了这么多遍！"结果他说："没有没有，我每次想着要好好读，结果读着读着就不小心睡着了，所以就一直放在床边。"当时的我大受打击，不过后来我意识到："啊，是因为我在书中设置了'催眠脚本'，所以他才会一读就犯困睡着！"

本书中也有很多"催眠脚本"，所以可能你本来想着要坚持读完整本书，结果却迷迷糊糊地睡着了。即使没到睡着的地步，只要你多读几遍，就能激活你的无意识，逐渐提高你的睡眠质量。其实我之前也入睡困难，但现在几乎每天都睡得很香甜。原因就在于，我通过催眠学会了与无意识先生和谐相处，和它成了好朋友。

与其紧紧抓住不安和恐惧，总想着必须解决它们，不如松开双手，将一切都交给无意识。这样一来，有意识和无意识之间得以平衡，不仅能帮你在入睡时缓解不安，还能让你在睡醒后从焦虑中解脱，感受自由生活带来的喜悦。如果本书能让你有这样的感受，我真的非常荣幸。

CONTENTS

目录

第 1 章 · 明明很想睡觉，为什么大脑反而更清醒了呢

第 **2** 章 · 只要默念就能让你入睡的"魔法暗示口诀"

第 3 章 · 利用意识助眠的方法

第 **4** 章 · 借助无意识先生的力量，你会看到一个完全不同的世界

第 **1** 章

明明很想睡觉，为什么大脑反而更清醒了呢

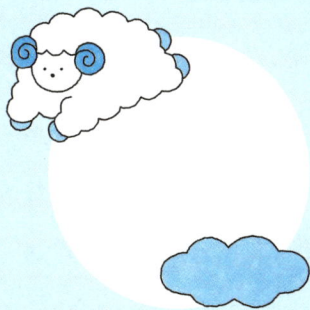

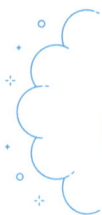

睡前思绪乱飞，总忍不住思考

"没有人能理解我的难处"

明明想着"我得早点睡"，但一闭上眼睛，就想起一些事情，结果怎么都睡不着。我想很多人都有过这样的经历——白天的一些事让自己积攒了压力，晚上准备睡觉的时候回想了起来，然后大脑就过度活跃，导致自己完全无法入睡。我有段时间就是这样的，每晚想得太多，导致严重失眠。

这一章以介绍我的个人经历为主，希望你能产生"我也有类似经历"的共鸣，从而缓解紧张情绪，释放压力。另外，读完这一章，第2章的"魔法暗示口诀"

和后续章节中介绍的方法也更容易发挥效果。总之，大家在阅读时尽量放松就好。

◆　◆　◆

有一天，我在会议上发完言，一个看起来对我的工作完全不感兴趣的人突然站出来挑我的刺，导致整个会议的气氛一下子变得非常糟糕。当天晚上，当我准备入睡时，这个场景就浮现在我的脑海中，挥之不去，我想不通为什么那个人要在大家面前让我难堪。

我心想，心情这么差，肯定睡不着，干脆大半夜疯狂看视频，结果一边埋怨那个人浪费我那么多宝贵的睡觉时间，一边看视频看得停不下来。本来我想在晚上 12 点之前睡觉的，但看着看着就到了次日凌晨 2 点多。

有人可能会觉得：白天那个人的言论有什么可在乎的？确实，有些人并不会因为这类事情烦恼，但我却会在意，而且还会觉得"没有人能理解我的难处"，然后就更加沉迷于看视频。之所以愈发沉迷，是因为我觉得没有人能理解我承受的精神压力，所以为了缓解这种压力，我别无选择，只能看治愈类视频。

而且，我越是焦虑地想"我得早点睡觉，否则明天就完蛋了"，过去那些失败和令人失望的场景就会更多地浮现在脑海中，导致我越来越难以入睡。

☾ "责任感"越强的人越容易失眠

有一次，一位精神科医生对我说："你失眠是因为你的责任感太强了。"我大为震惊，因为我一直觉得我睡不着是因为自己太懒散了，那些责任感强的人应该能轻松应对和忽略别人的刻薄话，干劲十足地完成工作，然后心情舒畅地睡个好觉才对。

医生接着说："可能你觉得每件事都必须做好，一刻也不能掉链子，所以产生了过大的压力，导致你无法全身心地投入工作。"

我对这句话深有感触，因为我总是在那些我觉得"必须做完美"的事上拖延，而对于别人委托的无关紧要的事，却能马上开始做并迅速完成。也就是说，这种过度的责任感给我造成了巨大的压力，导致我永远无法高效完成那些本该做的事情。当我感到责任重大时，扑面而来的压力就会让我思虑过度，以致睡不着觉。

医生的这番话确实有一定道理，但我仍然没有完全接受，于是接着问："但是医生，我觉得失眠不是因为我的责任感太强，我把一切都怪罪于别人，然后不断在脑海中琢磨这些事情，这难道不是因为我不负责任吗？"

医生听完，笑着回答说："因为你连对方不快的情绪都一并揽过来了，所以才会翻来覆去地琢磨，不是吗？"他接着说："别人的愤怒和不爽明明不是你的责任，但你却觉得对方令人不快的言行是你导致的，对此感到有责任，所以会一直考虑对方的感受而睡不着。至于你说自己总是'把一切都怪罪于别人'，可能是因为你'一个人承受着所有的压力，却没人理解'。"

听到医生这样说，我感觉自己找到了总是倍感孤独的原因，一下就释然了。

☽ "为对方不快的情绪买单"

晚上，闭上眼睛准备睡觉的时候，我的脑海中就会浮现那些让我不爽的人。"那个人为什么要把我当傻子！"我的愤怒涌上心头，头脑也随之清醒，睡意彻底消散。

这时候，我想起医生说过的话——你在为对方不快的情绪买单。不可思议的是，一旦我意识到"唉，原来我一直在承担着别人的情绪"，那个惹我不开心的人就奇迹般地从我的脑海中消失了。

但是，我接着又开始担心自己不能按时完成手里的工作。那些没完成的工作在我的脑海中一直打转，让我觉得这个没做、那个也没做，很是头疼。这么想着想着，我突然意识到："啊！这不就是所谓的责任感吗？太明显了！"我终于意识到自己的责任感有多强了。

有责任感是一件好事。然而，就是因为有责任感，我才会苛责自己。但也是因为有责任感，我才会被别人信任，接到各种工作。想到自己连睡觉的时候都还想着工作，我觉得自己的这种责任感真的很了不起，并且给我的责任感以充分的认可和肯定。接着，我的责任感好像因为得到认可而感到高兴，并悄悄地离开了。

随着责任感的消失，我在入睡时不再被工作和其他事情所困扰，而是悄然睡去，逐渐进入深度睡眠状态。

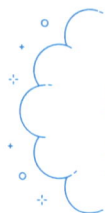

睡觉时帮忙整理记忆的
无意识先生

🌙 "无法入睡" = "意识全开"

因为责任感太强，所以会经常因责备自己而睡不着，这也意味着我的意识过度活跃。

简单来说，"睡不着"的状态，就是意识过度活跃的状态。因此，需要通过"暗示"来给活跃的意识按下暂停键，让自己进入无意识状态，这样就可以睡着了。就像前面的例子中，我是用"我的责任感太强"来抑制"我必须靠自己解决事情"这种过度活跃的意识的，从而让无意识发挥作用。

对于生存而言，意识和无意识都很重要。一方面，意识运作时，我们能够观察周围的事物，按照常识生活，采取行动。另一方面，无意识运作时，我们以自然生物的方式生活。无意识会在我们觉察不到的地方发挥作用，调整我们的身心状态。

比如，呼吸并不需要意识来控制，而是在无意识状态下完成的。无意识还会根据实际情况调整我们的心跳频率，确保血液中含有足够多的氧气和营养，从而实现良好的血液循环。也就是说，在意识不运行的地方，无意识在一直支持着我们。

☽ 把令人不快的记忆交给无意识先生吧！

当我们处于睡眠状态时，意识活动减少，无意识便开始帮我们整理各种事情。

大家小时候可能都有这样的经历——做错事被父母

骂，或者被人欺负了回家痛哭，结果睡一觉起来就忘了，不管被骂、被欺负的时候多难过，第二天都觉得烦闷一扫而空。这是因为无意识在我们睡觉时帮我们整理了那些令人不快的记忆。

经过无意识整理的记忆，之后会再被无意识美化，所以无论多么痛苦难熬的事情，我们事后都能满怀感慨地说："那个时候确实不容易啊，我当时可真努力啊。"

就像呼吸一样，我们直接把整理记忆这件事交给无意识去做就好了。相反，如果非要费心思去整理那些令人不快的记忆，想着"心情这么差该怎么办才好"，就会感到痛苦，难以入睡。

即使是在人际交往中遇到了烦心事，也可以把问题交给无意识去处理，然后踏踏实实地睡一觉，醒来后就会发现"当时的事情压根儿没什么好在意的"，不开心的记忆也会烟消云散。虽说如此，但我有时候还是会想

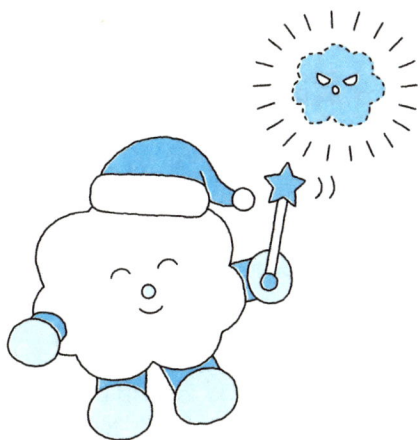

　　"那个人为什么对我是那种态度"，然后不把整理记忆的任务交给无意识，而是试图自己去处理。结果就是，这种令人不快的记忆没能被整理好，我也没睡好觉。

☾ 如果不去折腾记忆，解决方案就会自然浮现

当出现令人心烦的事情时，原本只要好好睡一觉，把令人不快的记忆全部交给无意识去处理就好，但如果因为强烈的责任感而想要自己解决，觉得"不做点什么心里就难受"，就会导致过去的糟糕记忆又被提取出来，在大脑中乱作一团，让人根本睡不着。

即使你觉得"今天也没做好手上必须要完成的工作"，然后自责，也要意识到这只是"一份记忆"而已，我们需要做的是，慢慢躺下准备睡觉，让无意识来整理记忆。

当然了，道理是这样的，实际上我们还是会忍不住反思"为什么我总犯同样的错误"，然后开始整理记忆，于是又想起过去的失败和遗憾，想起过去哪件事没能做好，最终导致思维混乱，心情犹如被蒙上尘土一样

灰暗难受。

其实，无意识会把过去大量的失败经历和目前的事件做一个对照，并妥帖地帮我们整理好记忆，这是我们调动意识所无法完成的任务。如果我们试图借助意识去整理过去的失败事件，那即使把"过去的类似失败经历"作为参照，也会发现自己不知不觉就会思考到清晨。这就像为了整理房间而从衣柜里拿出所有衣物，结果越拿越乱，根本收拾不完。

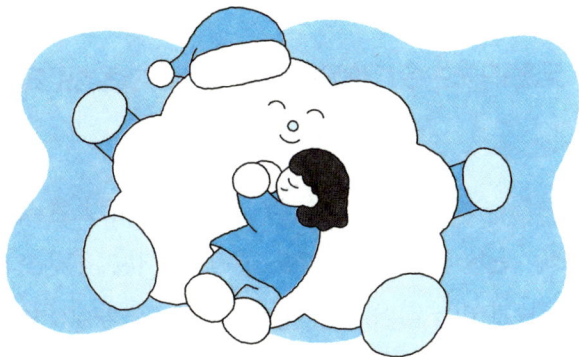

所以说，如果在人际交往中遇到了烦心事，就放心地让无意识来整理记忆吧。做到这一点，早上醒来，你就会发现自己的记忆被整理得井井有条了。

即使在工作没能完成的时候，如果你能保证充足的睡眠并将这些经历交给无意识先生来整理，也会神奇地发现"咦？昨天做不好的事情今天竟然毫不费力地完成了"。这是因为，在不知不觉中，无意识先生参考了我们脑海中过往的大量失败经历，帮我们整理了记忆，并给出了相应的解决方案。

☽ 无意识先生会让你获得"与人相处的适当距离感"

当然，有时候即使我们将一些事情交给无意识先生去处理，起床时也会发现"咦？昨天的不快感还是没有消失"。这是因为无意识先生在整理记忆后，发现这种不快感对当下的你来说是必要的，所以为你保留了这种感觉。

记得有一次，上司嘲讽了我几句，我很在意，直到晚上心情都很差。尽管我睡觉时想着"让无意识先生来处理我的不开心"，但到了第二天早上，我发现自己的心情还是很糟糕，"一想到要见那个上司就烦"。

我很奇怪："难道无意识先生没有妥帖处理好昨天的事情吗？"我一边嘀咕着一边出门上班，没想到，我到了公司后，上司变得异常友好，还邀请我一起吃午餐。要是平时我肯定会接受上司的邀请，并发自内心地认为"原来他和我想的不一样，他人还挺不错的"，但因为那天早上我心情很糟糕，所以就直接拒绝他说："不用了，谢谢邀请。"

自那以后，我就学会了与上司保持适当的距离。神奇的是，这位上司也不再随便对我发脾气了。这就是无意识的作用，无论发生什么事，它都会在我睡着时用更适合我当下状态的方式帮我妥帖整理好记忆和想法，给予我很大的帮助。

入睡时需要安全感

☽ 困倦时，我们会"退化"吗

　　有一次，一位朋友带着 5 岁的儿子来我家做客。吃饭的时候这个小男孩表现得非常乖巧，但到了晚上 9 点，他突然大声哭闹，喊着："不要！不要！"

　　我整个人都被吓到了，惊讶地问："你之前一直很乖啊，不是和大家一起玩得很开心吗？"结果我话音刚落，这个小男孩哭闹得更加厉害了。不久后，他妈妈抱起他哄了哄，然后他就安静地睡着了。

　　看到这个小男孩的样子，我意识到"他是因为犯困，所以退回到了婴儿状态"。婴儿一犯困就哭，需要妈妈温柔地抱着哄才能睡着；而 5 岁的小男孩犯困后，就会退回到婴儿的状态，和婴儿一样哭闹。这件事启发了我，我在想："也许我在睡觉时也会退化？"

☾ "谁来保护我！"

晚上睡觉前，我很容易想起各种不愉快的事情，然后就会在内心喊着"不要！不要！"，并且心情会变得很糟糕。之所以这样，是因为我退化到了婴儿状态，希望有人能站出来保护我，让我不再遭受这些烦心事的伤害。

实际上，想变成婴儿，就是为了获得被妈妈保护一般的安全感。婴儿困了会哭，喝到妈妈喂的乳汁后，就会心满意足地呼呼大睡。婴儿哭是因为肚子饿，血糖值下降，而他们吮吸到乳汁后，血糖值就会稳定，从而安心睡着。如果喝不到乳汁，婴儿在"哭累了"后也会入睡。

为什么哭着哭着就能睡着呢？因为哭泣会让人分泌压力激素，这种激素就像糖一样能提升血糖值。在压力激素的作用下，原本因饥饿而下降的血糖值会稳步上升，最终让人睡着。所以，即使婴儿暂时无法吮吸到乳汁，通过啼哭，也能获得像从妈妈那里得到的乳汁一样的安全感。从某种程度上讲，其实婴儿也会为了获得这种安全感而哭闹。

总之，哭一场可以分泌压力激素，而这种激素又能助眠。那些在睡前一直琢磨烦心事的人，可能在潜意识中想通过哭一场来获得像被妈妈宠爱一般的安全感。

就我个人而言，我反复想起各种不愉快的事情，是因为我觉得"如果没人能保护我，我就必须自己保护自己"。

据说，在我婴幼儿时期，我的妈妈也要外出工作，经常不在我身边，因此我总是哭闹着找妈妈，渴求更多的关爱。也许就是从那时候开始，我形成了"即使哭坏嗓子也没人来帮我"的内置意识。如果能消除这种意识，把一切都交由无意识处理，我相信自己就能安然入睡了。

一直陪伴我、保护着我的是无意识先生，他给予了我连妈妈都没能给我的安全感。

要特别说明的是，我想要的并不是有一堆附加条件的安全感，比如"因为我是个好孩子，所以父母爱我"等，我想要的是"无论我多么糟糕，依然会被爱"的感觉。我知道无意识先生可以做到这一点——当我把自己彻底交给无意识先生时，无论我是好是坏，无论在何时何地，无意识先生都会守护着我。没错，我知道自己真正渴求的东西可以通过无意识获得。

相反，如果意识处于开启状态，我就不会产生那种"无论我多么糟糕，都能被爱"的感觉，从而久久无法入睡。只有试着把一切都交给无意识先生来处理，我才能感受到，即使我毫无顾忌地暴露真实的自我，也能被温柔细心地呵护。

☽ 我总是寻求"安全感"

当我尝试进入无意识状态时，我发现失眠时的自己一直在追求一种类似于"婴儿渴求母乳"那样的安全感，并会受此影响。

虽然我总是（自认为）在拼尽全力思考和行动，但结果却总是事与愿违，我的内心总会被不满和不安填满。我总是让自己不舒服、不顺心，是因为我想通过这种"不顺利！不喜欢！"的负面情绪来促进压力激素的分泌以稳定血糖值，从而获得一种类似于"婴儿喝到母乳"的安全感，帮助自己入睡。

为了获得这种模拟出来的安全感，我开始故意回忆那些不愉快的事。更有意思的是，我竭尽全力却总是失败的经历，也被我当成了助眠的素材。

为了重现婴儿时期"没有人来保护我"的惨剧，

我开始在无意中疏离人群，把自己搞得孤立无援，借由这种人际关系的失败，刻意营造一种"我被拒绝、被遗弃"的惨象，以此来作为深夜叹息哀怨的资本。

当然，我并没有意识到自己天天在"没事找事"，我总认为自己是个好人，特别有责任感，比其他人做事更努力，甚至觉得如果抛弃这种拼命的态度，自己便什么都不是。但后来我渐渐明白——"这种拼命的态度正是许多不顺心事件产生的原因"。因为如果拼命过度，就会口不择言，导致人际关系不和谐。而这一切，却最终都成了让我安心入睡的素材。

☾ "接受最真实的自我"

感受到压力确实能让我入睡。但如果可以，我还是希望在没有压力的情况下入睡。

当我把自己交给无意识后，就不用再为睡不着而长吁短叹了。因为只要放心地把自己交给无意识，无论我做了什么，它都能温柔体贴地帮我整理好记忆。而且，无论我变成什么样子，无意识都会接纳我、帮助我，让我可以像被妈妈拥入怀中一样安稳入睡。

有意思的是，当我把一切都交给无意识，无意识也帮我整理好记忆后，我发现自己居然会产生一种"不用这么拼命"的安全感。即，无须拼命，淡然处之，工作和人际关系就能顺利。

直到这个时候，我才意识到，原来自己曾经有一个阶段在想方设法地为夜晚"创造素材"，同时我开始充分接纳和理解自己，意识到"人如果没有这种被拥入怀中的安全感，就会觉得做什么事都得拼命才行"。

无意识给我带来了安全感十足的生活，而我也惊讶地发现：原来无须过分努力，事情就能进展顺利。

原因就在于——无意识会在我们入睡时，帮我们细

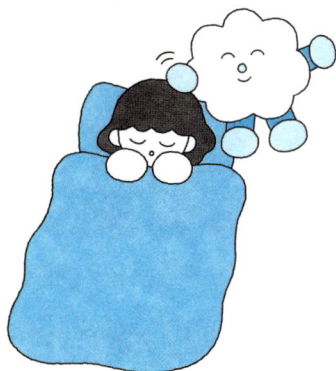

致整理好记忆，让我们得以充分利用过往的经验不断催生新的想法。无意识带来的安全感也会让我们更善于处理人际关系，并且体验到"无条件被人接受真实自我"的感觉。这样既能催生新想法，又能改善人际关系，还能让人感受到被接纳和认可，自然无往而不利。

　　回顾以往，我总觉得"如果不尽全力去维护人与人之间的关系，周围的人就不会接纳我"。这种观念让我在人际交往中用力过猛，总说别人不爱听的话，被人冷落了之后又暗自神伤，觉得"没有人接受真实的我"。

我还一直重复着"号啕大哭，不哭到筋疲力尽就无法入睡"的行为模式，认为"如果不拼命，就不会被人接纳，我也不会安心"。

但是，当我试着把一切都交给无意识之后，我的世界发生了显著的变化——我发现世间万物经过时间的打磨变得熠熠生辉。当我得以窥见这份美好时，就觉得自己不需要再通过痛哭流涕来助眠，而是想把一切都交给无意识，让自己安心入睡。

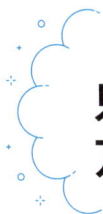

只要把自己交给无意识先生，万事都会顺利！

🌙 灵感会自然涌现

正如前文所说，无意识一直在默默帮助我们，在我们睡觉时帮忙整理记忆，让事情进展得更加顺利。当你在努力构思一个新创意却一无所获的时候，试着睡一觉，无意识就会开始运作，给你提供灵感。

无意识提供灵感的机制其实很简单——我们看到的、听到的、感受到的信息，都会被无意识有效整理到记忆中，从而在需要的时候帮我们激发出好点子。

这个过程很像做饭——从冰箱里拿出需要的食

材，将其切成合适的大小，然后放进锅里炒一炒、煮一煮。只要分量、顺序、火候都恰到好处，就能做出一顿香喷喷的饭菜。无意识也是如此，它会把过去的经验、知识等记忆性内容、无意中收集到的信息，按合适的顺序整理好，最终在需要的时候激发出一个绝妙的点子。

如果你绞尽脑汁还是没灵感，那就赶紧去睡一觉，把这件事交给无意识。等你一觉醒来或在后续的工作过程中，就会发现自己突然有一个不错的创意。这是因为，无意识在你睡觉时有效整理了你想要的信息，并且将其"烹饪"得恰到好处。

我在毫无灵感时，就会把一切都交给无意识，然后去睡觉。有时候，无意识甚至会在梦中就给我想要的灵感。即便我醒来后想不起来，工作时也会灵光一闪，突然想起无意识给我的答案。无意识就是如此靠谱，一直在背后默默帮忙，给我们莫大的帮助。当然，我也深刻地体会到，睡眠对人类来说至关重要。

☽ 处理人际关系也能很轻松

过去，我总是极度在意他人的感受，为了学习如何与人相处，甚至还去看相关书籍、上网查资料。但即便如此，我还是会在无意间说错话、没有眼力见儿。人际关系真的让我很头疼，而且这种烦恼仿佛一直存在。

我看其他人好像都能自然而然地与他人和睦相处，唯独我不行。明明我很在意和关心周围的人，却好像总是在惹麻烦，无法长久维护人际关系。即使我下定决心"这次一定要搞好关系"，然后小心翼翼地和周围的人相处，麻烦还是会从意想不到的地方袭来，让我陷入困境，迫使我转身离开。

后来，我尝试把一切都交给无意识。当我身处一个新环境，发现自己开始留意周围的人时，我就会对自己说"没事，就交给无意识吧"。然后在我睡觉的时候，无意识就会整理好那些我在人际关系中学到的知识和经验，让醒来后的我不再过度在意周围人的看法和感受，平静悠然地生活。

之前我一直认为"如果我没有为周围人做出什么了不起的贡献，我就不该存在"，所以每次都拼尽全力；但当无意识在睡梦中帮我整理信息后，我意识到"平静悠然地生活和工作其实也挺好"，从而不再做那些无谓的努力。之后，我感觉自己脱胎换骨，变得能与周围的人适当开展合作了，甚至觉得"处理人际关系其实也能很轻松"。总而言之，只要把自己交给无意识，你就能体验到这样的感受。

第 2 章

只要默念就能让你入睡的『魔法暗示口诀』

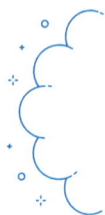

唤醒无意识先生的
"魔法暗示口诀"是什么

🌙 通过扰乱意识来引导你进入无意识的状态

在这一章中，我将介绍一些"魔法暗示口诀"，让你只需默念就能够安然入睡。无论你现在有多么焦虑或不满，只要跟着我默念这些口诀，就能唤醒无意识先生并让其发挥作用，消除那些让你不舒服的情绪。当这些情绪消失后，你就能自然而然地入睡。

读完第1章后，有人也许会想："道理我都懂，但烦心的事那么多，怎么可能睡得着呢？"其实这种想法正是意识在发挥作用的证据。

明知道睡眠能消除那些让你不舒服的情绪，但就是睡不着——这种"明知道却做不到"的状态，就是意识在发挥作用，导致无意识无法现身。最贴近现实的例子就是，有时候你明明知道吃太多对身体不好，但还是管不住嘴，一直吃个不停。

实际上，也许你也知道通过压制意识、把自己交给无意识，就能安然入睡，不管做什么事都会更顺利。但你一直想着"这件事我明白"，不断调动意识，反而会导致无意识的作用难以充分发挥。

如果你经常遇到这种情况，那本章介绍的"魔法暗示口诀"会对你很有帮助。这些口诀被特意设计成了会让人的意识轻微混乱的形式。这样一来，当你默念这些口诀时，你的意识会处于一种"似清醒非清醒"的混乱状态，其力量就会不断被削弱，无意识就会开始发挥作用，引导你进入安宁的睡眠世界。

只要记住这些简单的口诀，并反复默念，就能打开

"睡眠开关"，而无须尝试催眠方法。

　　下面我会介绍这些有趣的"魔法暗示口诀"。虽说只要默念这些口诀就会有效，但若你读完所有内容，会更容易进入睡眠状态。接下来就请大家放松心情，尽情阅读。

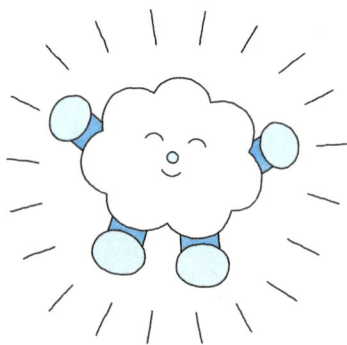

▶ 当你过度在意他人的看法时，默念

"一定会有人与我心意相通"

    如果你总是担心自己说的话被别人误解，那这个口诀非常适合你。也许你平时是一个说话非常小心的人，生怕说错一句话，但其实越是谨慎，就越难让对方明白你的意思，你的压力也会越大。

    而"一定会有人与我心意相通"这个口诀是非常有用的，它会让你坚信"无论自己说什么，都能准确传达给对方""一定有人理解自己"。由此，你会产生一种奇妙的感觉："原来不需要时时刻刻都考虑对方的感受，只要相信自己所说的话就好了！"

    而且，你越是反复默念这个口诀，你的压力就越容易得到缓解。随着压力的逐渐消散，你会更容易进入梦乡，睡一个好觉。

一位女士每次和别人聊完天都担心自己的话会被对方误解。她因为过于担心，一直没法睡个好觉。

即使是给别人帮忙、提建议，只要看到对方态度不悦，她就感觉自己被误解了，担心"对方会不会以为我在抢风头"。

实际上，她从未想过炫耀自己的学识或证明自己比别人更厉害。相反，为了避免被误解，交谈时她总是小心翼翼的。但在看到对方的反应后，她还是会敏感地认为"自己被误解了，对方可能会说我的坏话"。一旦出现这个想法，她就翻来覆去睡不着；即使睡着了，也会做人际关系方面的噩梦，醒来时觉得整个世界都糟透了。

这让她说话越来越谨慎，她以为这样就能避免被误解；但越是谨慎，她就越难准确传达自己的想法和感受，这让她不仅心里憋闷，晚上还容易因为一直琢磨这件事而辗转反侧。如此反复，形成了恶性循环。

后来，这位女士从心理咨询师那里学到了"一定会有人与我心意相通"这句口诀。她开始在睡觉前默念，结果发现心情会迅速平静下来，很快就能睡着。

其实第一次默念这句口诀时，她觉得没什么用，改变不了现状，因为她打心底里觉得"怎么可能会有人与我心意相通"。但随着默念次数的增加，她渐渐发现"自己比任何人都更在乎他人感受"，而且她意识到"体贴他人的人不止我一个"，也就是说肯定有人能和她合得来，想着想着她就进入了梦乡。

通常，她会因为担心"自己说的话可能被误解了"而无法入睡或做噩梦，但在多次默念"一定会有人与我心意相通"这句口诀之后，她能毫不费力地入睡，而且醒来后身心舒畅。

就这样连续默念了几天口诀后，她发现自己已经不再担心被人误解，可以轻松自如地和别人聊天了。并且，在不断默念这句话的过程中，她逐渐相信"即使我想表达的意思没有通过言语传达出去，也已经通过无意识传达给对方了"，不用每次说话都小心翼翼的。她发现，直接表达内心的想法反而不会被误解，"只要相信自己所说的话并将其传达出去就好"。

现在，这位女士已不再为人际关系苦恼了，她仅仅通过默念"一定会有人与我心意相通"这句口诀，就能顺利地进入深度睡眠状态。

口诀 2 ▶ 当你想象最糟糕的情况时，默念

"交给梦境吧"

这句口诀特别适合那些"总是想象最糟糕的情况"的人。这类人常常对未发生的事情感到极度恐惧和不安，所以不仅无法有效处理白天的压力，晚上还容易做噩梦。如果他们默念"交给梦境吧"，把处理压力这件事交给梦境，就会发现"原本以为糟糕透顶的现实，竟然能按照自己的意愿发展"，从而告别噩梦。

一位女士平时特别容易惴惴不安，总是想象那些还没发生的事情有多么糟糕，导致自己夜不能寐。她经常担心："如果我说错了话，被那个人讨厌了怎么办？""如果这项工作因为我而进展不顺利，

该怎么办？"

如果只是对日常生活中的事情感到不安也就罢了，但她还会担心出现自然灾害或战争该怎么办，甚至会去问周围的人"如果灾难或战争导致粮食危机怎么办"这种问题。别人听她这么问，往往会嘲笑她说："你在瞎说什么？咱们面对现实，想想怎么过好眼前的日子好不好？"

而她本人却坚持认为："看新闻就知道，全球战争不断，粮食危机也没解决，地球环境也在恶化。只是大家没有认清现实而已，我得想办法帮助那些不了解情况的人。"但每当她说这些时，别人都会反驳："你才什么都不懂，你就是个幻想家，做什么白日梦呢？"

后来，心理咨询师告诉她，默念"交给梦境吧"这句口诀可以在梦中处理所有压力。尽管她觉得："哎呀，世界局势都乱成这样了，我在梦中处理压力有什么用？"但她还是决定，每当担惊受怕的时候就默念这句口诀。

默念时，她一方面觉得"反正也没人理解我说的话，交给梦境也无济于事"，另一方面又觉得"好像一直以来，都是自己一个人在想办法处理所有压力"。接着，她意识到"哪有人能一下子处理好所有压力啊"，她就这样想着想着，迷迷糊糊地睡着了。

到了第二天晚上，她在继续默念这句口诀时，不禁产生了一个疑问："我明明没有做梦，我是怎么把自己交给梦境的呢？"但在想着"接近深度睡眠时的梦是记不住的"时，她又睡着了。

醒来后，她发现自己的大脑异常清醒，之前一直拖拖拉拉懒得干的事情，现在也能干脆利落地搞定，她震惊于这种改变。她开始认为，或许梦境真的帮她处理了所有压力，所以自己的执行力才逐渐恢复，自己做什么都更容易了。另外，随着睡前的不断默念，她开始认为"对于一些即将出现的危险信息，无意识可能会在梦中整理好，并想办法去处理"。

反复默念这句口诀后，她还发现一个有意思的现象——那些之前不认真听她说话的人，现在竟然开始为应对危机做准备了。明明她之前跟周围人说这些事的时候，磨破嘴皮都没人听，但现在大家却仿佛想通了一样，开始主动做准备了。后来，她的心理咨询师解释了这种有趣的大脑机制：

"在脑科学中，有一种理论认为'人的大脑其实始终与他人相互联结，并进行交流'。"我把这种假设称为"大脑网络"，我觉得人类正是通过这个大脑网络来取得社交平衡的。

"举个例子，如果有人在社交中焦躁不安，周围人就会主动安慰说'没事没事，不用那么焦虑'，这是因为他们在无意识地调整自己，以维持平衡。再举个例子，在人际交往中，当我们觉得压力大到喘不过气时，对方就会自动寻求平衡，变得积极乐观起来，而不主动采取行动。相反，如果我们在梦境中能够有效处理压力，那么压力可能会转移到对方身上，使其不再保持乐观，而是采取行动来缓解压力。"

听了心理咨询师的这番话后，她意识到自己也许真的在梦中处理好了所有压力，所以周围的人才会发生这样的变化。她说："之前我因为无法把自己的想法传达给大家而焦虑的时候，感觉自己像在睁着眼睛做噩梦。搞了半天，原来是因为我有意识地承担了和大家交往的压力，所以大家才没有采取任何行动。"

意识到这点后，她开始期待每晚在睡前默念"交给梦境吧"。因为她知道，无意识会在梦中帮她处理好所有压力，并创造出对她非常有利的现实。

口诀 3 ▶ 当你被过去的糟糕回忆困扰时，默念

"每片花瓣都有价值"

如果你总是因为"沉溺于过去的不愉快回忆"或"突然想起过去的荒唐事"而难以入睡，那这句口诀特别适合你。默念这句口诀后你会发现，那些过往会在睡梦中被妥善地整理好。

整理记忆的过程，其实正如花落一般。飘落到地上的花瓣，虽然会消失不见，被人遗忘，但会成为让花朵再次绽放的养分。睡觉前你可以默念"每片花瓣都有价值"，这会让你更容易入睡。

有一位女士，睡前总是反复琢磨白天发生的事，所以根本睡不着。有意思的是，那些本该被记住的事情她记不住，不愉快的经历却被她记得清清楚楚。

每当她准备睡觉的时候，那些过往的糟心事就会涌上心头，让她彻夜难眠。第二天早上起床后，昨天的坏心情仍然挥之不去，令她痛苦万分。她甚至想把自己的大脑洗一洗，以洗掉那些令她不开心的回忆。

在这种状态下，她从心理咨询师那里学到了"每片花瓣都有价值"这句口诀。也就是说，无论是糟糕的回忆，还是快乐的回忆，都有其价值。这启发了她，她决定每当想起过往的糟心事时，就默念这句话。

她一想起早上挤地铁时遇到的那个无礼乘客、想起那个人冷漠的表情和态度时，她就默念"每片花瓣都有价值"。结果，她惊讶地发现，这段令人烦心的回忆竟然开始消散，"疗效"竟然来得如此之快。

当突然想起一直拖延的工作，忍不住唉声叹气时，她就默念"每片花瓣都有价值"。不知不觉中，她就不再因为纠结此事而失眠了。晚上睡觉前，虽然她也曾疑惑："这样不去在意真的没问题吗？"但她很快就睡着了。第二天早上醒来时，她发现前一天的不快情绪已经消失不见，她能顺利地开始做之前一直拖延的工作了。

有一次，我在听同事们闲聊的时候，突然想起自己之前犯过的一个错误，即便已经过去很久，现在回想起来，它依旧历历在目，让我如鲠在喉。当我非常想把这段经历从脑海中抹去的时候，我尝试默念"每片花瓣都有价值"，思绪竟在悄无声息间聚焦到了手中的工作上，并且非常专注。

也许是因为即使我不处理回忆，它也会在梦中被整理；也许是因为过去的失败经历不再困扰我，从而让我能专注于当下的工作。总之，无论原因是什么，我现在的工作效率都比往常高得多。

　　曾经，在默念着"每片花瓣都有价值"入睡后，我做了一个梦。在梦中，鲜艳的花朵随着时间的推移逐渐枯萎、散落一地，不再有人想起它们。但是，这些"落花"又化作养分，滋养着新生的花朵。

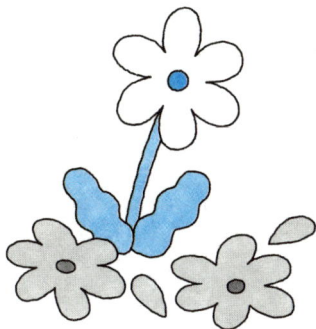

那位女士也做了类似的梦，通过这个梦，她多多少少理解了"每片花瓣都有价值"这句话的真正含义——无论过去发生了什么，它都会化作滋养现在的自己的养分，让自己像盛开的花朵一样，拥有美好的人生。她转变思维方式之后，就非常期待每晚的睡眠。

　　后来，那位女士恢复了本来的光彩，像花儿一样，在世间美丽地绽放着。

"世上没有无意义的烦恼"

这句口诀推荐给那些"明知道烦恼没有意义，但仍然忍不住烦恼"的人。默念时，你可以想象下面这个场景。

当你忧心忡忡、情绪低落时，你的内心就像有灰色的云层。随后，一颗一颗小雨滴从灰色的云层中向下滴落，滋润着干涸的大地。

当你心情好转时，阳光就会透过云层照射下来，海水和河水会随之蒸发，变成白色的云朵。最终，白云会变成雨云，雨云又会降下雨水，而地面上的水也会循环变成雨水，就这样循环往复，滋养着大地。其实你内心的情绪变化也如这种循环一般，每一次的烦恼苦闷，都会让你的内心更加充实、丰富。

有一位男士，总是对一些小事耿耿于怀。其他人完全不会放在心上的事情，他也会较真，这让他的情绪状态一直很差。比如，在社交媒体上遇到"键盘侠"，大多数人可能一笑置之，但他会不停地纠结这件事，琢磨对方为什么要这样。

他知道想这件事纯属浪费时间，所以也尝试过转移注意力，但还是会在不经意间想起它。这让他十分烦恼，甚至开始厌恶一直纠结这些事的自己。

就在这个关头，他从一位心理咨询师那里听说了"世上没有无意义的烦恼"这句口诀，据说，这句口诀能帮助那些总是被烦恼缠身的人。他好像在哪儿听过这个说法，但对此半信半疑："只是默念一下而已，能改变什么呢？"

虽然他心存疑虑，但还是决定在心烦意乱的时候默念一下。默念时他还在想："这句话会不会搞错了，其实应该是'世上没有有意义的烦恼'？"想着想着，他就睡着了。

在梦中，他看到自己苦大仇深地默默低头流泪。当他因为烦心事而情绪低落时，灰色的云层就会笼罩天空，并且雨水向地面倾泻，滋润大地。当他心情转好后，阳光就会穿过云层，照射到土地、大海、山川上，海水和河水被高温蒸发后，又形成了雨云。

总而言之，他站在乌云之下，也站在阳光之中。雨云降下雨水，使大地变得肥沃；阳光又使海水和河水蒸发，形成云朵。这一景象让他在梦中感叹："真是美好！"

清晨醒来，他豁然开朗，顿悟道："原来我之所以会注意到芝麻大小的事，是因为我内心的每一丝缝隙都被阳光照亮了，我没办法忽视那些微小的、隐藏在内心深处的烦恼和痛苦。"

而当这些烦恼和痛苦被阳光照到时，它们就会

"蒸发"，促使他积极地思考和行动。这些蒸发的烦恼和痛苦最终会变成云朵，进而形成雨，滋润干涸的大地。如此，他的内心也会更加丰盈，他能够感受到他人的烦恼和痛苦。

他现在意识到，一个心灵干涸的人，永远无法感受他人的痛苦；而一个心灵滋润的人，能对他人的痛苦感同身受，内心也会逐渐变得更加丰富。想到这些，他开始期待默念"世上没有无意义的烦恼"这句话了。

口诀 5 ▸ 当你因顾虑太多而无法做自己时，默念

"开启无意识模式"

　　如果你过度在意他人的看法，可能就"无法做自己"，并会因此失眠。

　　"开启无意识模式"这句口诀，非常值得推荐给那些总是不想被人讨厌、不想被嘲笑，或是过分在意"别人怎么看我"的人。反复默念这句口诀之后，这类人会发现他们原本分崩离析的人格将被逐渐整合，他们会活出自我，感受"做自己"带来的快乐。

　　有一位男士的销售业绩非常出色，但他做事比较特立独行，同事们都觉得他很自以为是，于是都孤立他。他也因为这一经历变得格外在意他人的感受。

后来，他在工作中总是小心翼翼地对待上司和同事，所以无法在工作中展现真实的自己。即使是私下里和朋友相处，他也过分客气。这导致他无论身处何处，都无法大大方方地活出自我。他常常忍不住悲从中来，自嘲道："我到底在做什么？"

为了消除这种悲伤，他沉迷于吃夜宵、玩手机游戏，直到凌晨才睡觉。他当然知道这种生活方式并不好，但不知该如何处理那种"过分在意他人而无法保持自我"的压力，于是一直处在这种恶性循环中。

就在这时，他从心理咨询师那里学到了"开启无意识模式"这句口诀。据说，这句话蕴含着"无须在意他人便可活出真实自我"的深意。

一开始他担心："如果不在意他人，会不会被人讨厌，反而无法活出自我？"但在默念几次"开启无意识模式"后，他渐渐睡着了。往常他起床后总是心情不太好，但在默念这句口诀后的第二天早上，他却感觉神清气爽。到公司后，他也能不受周围人的影响，心无旁骛地推进工作。

工作的时候，他突然意识到："今天我好像没怎么在意别人！"随即不安感涌上心头，他忍不住想："如果被周围的人讨厌了该怎么办？"但刚有这个想法，他就开始默念"开启无意识模式"，并对自己说："算了，随它去吧！"然后就维持之前的状态，继续埋头工作。

平时朋友给他发消息，他无论多忙都会认真回复，但现在会觉得"真麻烦"，于是继续完成手上的工作。之后朋友虽然会问他发生了什么事，但看起来朋友好像也并不怎么在意他未回消息这件事。

现在他回家后，会惊讶地发现自己的身体很放松，也很轻盈，少了很多压力。以前到家后他会漫无目的地玩手机，但现在他一回家就立马去洗澡，并且做好睡觉的准备。

一次，他在睡前默念"开启无意识模式"，睡着后梦见一个戴着面具的英雄保护着他。这位英雄有很多面具，会根据对手的身份来选择不同的面具和战斗方式。也许是因为有英雄的保护，第二天醒来后，他感觉头脑异常清醒，和之前的状态完全不一样。

往常，他一醒来就会想起与工作或朋友相关的事情，但那天他什么都没想。上班后，他也不再像以前那样过度在意别人，而是做回了最真实的自己。

之前，他担心"做自己"会遭人厌恶，但现在，他觉得如果因此被同事讨厌或丢掉工作，那这份工作不要也罢。能这样坦然面对一切，才是真正的"做自己"。从此，他开启了一段自由自在的生活。

我之前是那种"还没睡就开始担心睡不着怎么办"的人，所以入睡前总是忧心忡忡的。而现在，我每天都非常期待钻进被窝。因为我能真切地感受到，无意识先生会在睡梦中无微不至地守护着我。

和很多人一样，我过去也被人无视过、嘲弄过，内心伤痕累累。为了保护布满伤痕的我，无意识先生为我构建了一个"过分在意他人"的人格，还给我做过好多张"面具"。

按理说，我的心灵创伤已随着时间的流逝而逐渐愈合了，但这些"面具"依然摘不下来，迫使我在不需要"战斗"的场合"战斗"。通过默念"开启无意识模式"，这些因心灵创伤而形成的多重人格便在睡梦中得以整合，让我找回最初的自己。当这些人格统一后，我也体验到了"做自己"的喜悦。

口诀 6 ▶ 当别人的话在你的脑海中挥之不去时，默念

"开心是抵挡嫉妒的雨衣"

有时候，别人随口说的一句话可能会让你久久无法释怀。如果你认为自己被嘲笑了，那可能是因为对方在嫉妒你。你看起来过得幸福快乐时，就容易遭人嫉妒。周围人的嫉妒很像一种"电击"，如果你被击中过，就容易对幸福快乐避而远之，甚至不敢让自己过得舒心。

通过默念"开心是抵挡嫉妒的雨衣"这句口诀，你可以告诉自己："我有权感到开心和幸福，不必害怕被嫉妒。"这样一来，你不仅能找回"能感受快乐和幸福"的自己，还能收获好的睡眠，体验更多的幸福。

有一位女士，一直纠结同事对她说的一句话，总想着"他为什么要那样对我说话？是瞧不起我吧。"，这种纠结让她很不爽。

为了摆脱这种糟糕的情绪，她会去看一些自己完全不感兴趣的电视节目，或者在半夜用手机看漫画，甚至经常在睡前狂吃垃圾食品……等反应过来，她才发现自己很不爱惜身体，并且变得越来越不喜欢自己。

其实她对此也很困惑："为什么我明明知道纠结这些没用，但还是会不自觉地想起这些烦心的事和讨厌的人呢？为什么我就不能做一些对身体有益的事呢？"她的心理咨询师一针见血地说："你无法改掉坏习惯，可能是因为你害怕遭到别人的嫉妒。"她一听就否认道："可是我没什么好让人嫉妒的啊！"

心理咨询师接着说："你想象一下，你现在过着非常健康的生活，身材完美，整个人很美，你觉得怎么样？"听到这些话，她瞬间意识到，自己很害怕周围人审视的目光，确实很担心被人嫉妒。

心理咨询师接着说："嫉妒是一种'动物本能'。当一个人觉得你不如他，却拥有比他更好的东西时，就会心生嫉妒。比如，如果有个人发现你缺乏自信，就会自然而然地觉得你比他弱，他在你面前就很有优越感。但如果你突然爆发了潜力，过得比他好，他就会'破防'，非常嫉妒你。当你被人嫉妒时，你就像被电击棒击中了，会很疼。为了避免这种疼痛，你就会选择逃避幸福和快乐，甚至害怕自己过得幸福。"

这番话让她意识到，原来自己无法释怀对方无意间说出的话，是因为对方的嫉妒伤害到了自己。自己之所以害怕实现梦想、不敢变得健康、不敢追求理想状态，是因为害怕别人的嫉妒。她曾责备自己总是无法按心中所愿去生活，到现在才发现，一直遭人嫉妒的自己过得很辛苦，要好好呵护自己才对。

然而，即使她理解了自己害怕被嫉妒的原因，但还是没法去做那些对身体有益的事情，还是会不由自主地想起那些讨厌的人。于是她再次向心理咨询师求助，心理咨询师教给她一句话："开心是抵挡嫉妒的雨衣。"

每当她熬夜看电视，感到心情低落时，她便开始默念这句"魔法暗示口诀"。然后，她脑海中便浮现出嫉妒如同雨水般倾泻而下的画面。她开始意识到："或许我真的被很多人嫉妒过吧。"沉浸在这种思绪中，她竟能平静地为睡觉做好准备。即使在洗手间里不经意地想起那些让她感到不适的人时，她一旦开始默念这句话，那些人在她心里就不再重要了。

以前，她就算已经钻进被窝，但还是会睡不着，越想着"得赶紧睡"就越难以入睡。现在，她会在睡前默念"开心是抵挡嫉妒的雨衣"这句口诀，并且念着念着就会忍不住想："究竟是什么样的开心呢？"然后就不知不觉地睡着了。在以往，早上醒来后，那些让她感到不快的人总是会浮现在脑海中，这让她非常烦躁。然而，现在当她在睡前默念了这句口诀，醒来后那些让她感到不快的人似乎渐渐从她的脑海中消失了。还有，之前她一直觉得吃甜点是人生中最幸福的事，但自从开始默念这句口诀后，她开始觉得好像不吃甜点也挺好的，甚至开始享受不吃甜点的感觉。

这位女士的另一个烦恼是"自己总是无法长期干一份工作"，但现在她终于知道原因了——每当工作进展顺利，她就会遭到周围人的嫉妒，那种嫉妒就像"电击"一样，而她害怕被"电击"，所以选择了放弃！

在不断默念"开心是抵挡嫉妒的雨衣"这句口诀后，这位女士发生了彻底的改变，体会到了睡眠带来的快乐和健康生活带来的幸福感，甚至感觉自己变得越来越自由了。当她开始享受日常生活中的快乐后，她发现自己睡得更香了，过得更幸福了。

口诀7 ▸ 当生活变得不规律时，默念

"脑内牛奶"

如果你饭后感到困倦不已，午睡时间又过长，以至在该睡觉的时候辗转难眠，那你很适合默念"脑内牛奶"这句口诀。

吃完饭犯困的时候立马默念"脑内牛奶"，你会感觉嘴巴里仿佛弥漫着牛奶糖的甜味，头脑也随之变得清醒起来，你就不会在不合适的时间段打瞌睡。而在睡觉前默念这句口诀，你会觉得自己仿佛被安全感包围，非常安稳舒适，从而顺利地入睡。

在这个过程中，你仿佛看到了自己从幼年到成年的成长过程，并能从安稳的睡眠中感受无限的爱与安全感。

有一位男士，每次吃完晚饭就犯困，总是习惯性地在常规入睡时间前打盹。醒来后，他才意识到自己又在不该睡觉的时候睡着了，于是急忙爬起来洗碗、洗澡，结果这么一折腾，他就毫无困意了。即使最后好不容易睡着了，几小时后也会突然醒来；此时如果起身去上厕所，回来后想继续睡，就要花更多时间才能入睡。

他本以为，加上之前打盹的时间，自己的睡眠时间已经足够了，但一看智能手表的睡眠监测数据，他才震惊地发现自己压根儿没有过深度睡眠。

按理说，一个身体健康的人，应该会有几个小时的深度睡眠才对，但他竟然完全没有进入这种状态。于是他开始重新审视自己的生活习惯，心想："既然一吃完晚饭就犯困，那干脆吃完晚饭就直接上床睡觉，一觉睡到天亮。"

他决定"从今天开始改变"。不过，虽然计划制订得很好，但吃完晚饭后他却想着看完某个电视节目再睡，磨磨蹭蹭不肯上床，结果看着看着就开始犯困。一开始他觉得"哎呀，只睡15分钟应该没什么问题吧"，结果一不留神就睡了一个小时。

就这样，他明明打算吃完晚饭早点睡，却控制不住自己，选择看电视节目，导致计划失败。他对自己无法执行计划而感到失望，甚至开始厌恶这样的自己。

由于睡眠不足，他白天困得不行，工作时也无法集中注意力，整个人都心不在焉的。但一吃完晚饭，他还是雷打不动地犯困。这让他感觉自己很糟糕，觉得自己的意志力实在太薄弱了。

当他束手无策的时候，心理咨询师对他说了"脑内牛奶"这句口诀。他一开始完全搞不懂这是什么意思，但听说这是专门为那些在非睡眠时间打盹、夜里却睡不着的人设计的之后，他决定试一试。

饭后困倦时，他就立马默念"脑内牛奶"，结果他不可思议地发现，他口中仿佛弥漫着牛奶糖的味道，头脑也随之变得清醒。"刚刚我还困得不行，现在困意却消失了，这是怎么回事？"他对此感到震惊，完全没想到一念出这句口诀，困意就消失了，他也能从容地去刷碗，做一些睡前的准备。

饭后犯困时默念这句口诀能让人快速清醒，而睡前默念这句口诀能助眠。之前他总是起夜，现在能一觉睡到天亮，早上起床后不再迷糊，白天也不困了。

这位男士问心理咨询师："'脑内牛奶'到底是什么意思？"心理咨询师解释说："这句话是针对那些婴儿时期想吃母乳却吃不到的人设计的。我们都知道婴儿饿了就想吃母乳，吃饱后就能睡着。这是因为饥饿会导致血糖值下降，而吸吮母乳后血糖值会上升，让血糖值稳定下来，从而帮助婴儿安稳入睡。如果婴儿饿了之后吃不到母乳，就会号啕大哭，通过哭泣来分泌压力激素，以提升血糖值，最终让自己入睡。不过，虽然婴儿哭累了也能睡着，但在入睡后仍然会渴求母亲给予自己安全感和爱意。"

也就是说，默念"脑内牛奶"这句口诀，可以弥补你在婴儿时期未能得到的关爱，让自己注意到那个曾经渴求关爱却求而不得的自己，并学会珍视和善待自己。

这位男士听完心理咨询师的解释，感慨道："确实，在我小时候，我妈妈总是很忙，这可能让我从小就没有什么安全感。"现在，随着不断默念口诀，这位男士开始学会爱自己，意识到自己其实一直在渴望安全感和爱，并在平静的睡眠中找到了它们。

▶ 当你身心俱疲、做事提不起劲时，默念

"梦中学习"

这句话送给那些总是无缘无故觉得累的人。

你在发呆时，虽然看似什么都没做，但其实你的大脑仍然在运作。如果你明明什么都没做却总是感觉累得不行，那可能是因为你的大脑的"默认模式网络"（Default Mode Network，DMN）过度活跃，一直在浪费你的大脑能量，让大脑疲惫不堪。

实际上，即使在睡梦中，大脑也不会休息，反而非常活跃。人类睡觉不仅仅是为了休息，也是为了更好地学习。我相信默念"梦中学习"这句话，能让我们避免无意义的能量消耗，并自觉选择是有意识地学习，还是让学习在无意识中自然发生。

有一位女士，平时的工作量并不大，但她每天都觉得自己筋疲力尽，本想好好做的事情连一半都完不成，总觉得人生毫无成就感。每晚躺在床上后，她就忍不住内耗，脑海中萦绕着"今天又什么都没做成""明天一定要完成这件事"之类的念头，以致总是失眠。

她通常会在天亮时入睡，然后在居家办公时间的最后一刻醒来。这种睡眠状态让她整个人都心不在焉的，即使想投入工作，效率也低得吓人，还没干什么呢一天就过去了。她自己也知道手头的工作并不累人，但就是做什么都提不起劲，每天都在消磨时光。这种状态持续久了，她也很烦恼。

后来，心理咨询师对她说了"梦中学习"这句口诀，建议她在发呆的时候试着默念一下。她照做后发现，自己居然能有条不紊、心无旁骛地迅速整理好房间。往常，她只会一个劲儿地在网上搜索整理方法，却不愿真正着手收拾，但现在她竟然顺利完成了所有的整理工作，这种变化让她非常高兴。

之前她总因为没有成就感而睡不着，但在默念"梦中学习"这句口诀之后，她转变了思维方式，开始期待"梦中也许会出现什么好事"，于是很快就能入睡。早上醒来后，她也不再像之前那样迷迷糊糊了，而是能不假思索地刷牙洗脸，绝不浪费大脑的能量。

当她忍不住思绪乱飞时，她会立马默念"梦中学习"，这样就不会再胡思乱想，而是专注于当下，集中精力处理眼前的工作，做自己该做的事情。对那些一直想学但没动力学的课程，她也不再纠结，而是淡定地在网上报名，并认真地去上课。渐渐地，她开始期待夜晚的来临，因为她知道，只要默念"梦中学习"，她就能在睡眠中收获良好的学习体验。这种感觉让她对生活充满了期待。

睡得越沉，你就越能在梦中高效学习那些渴望掌握的技能，并将其应用到第二天的生活中。持续一段时间后，你会感觉自己在不断进步——睡醒后不仅有精力去收拾房间，还能直面那些想做却没做的事情。

　　长此以往，你的居住环境会变得越来越整洁，学习也会取得很大的进步，你甚至会变得更加敏锐，觉察到那些之前未曾注意的细节。你还会产生一种"睡觉时也在学习"的感觉，这种感觉会让你越来越期待入睡，不再觉得睡觉是一件烦心事。

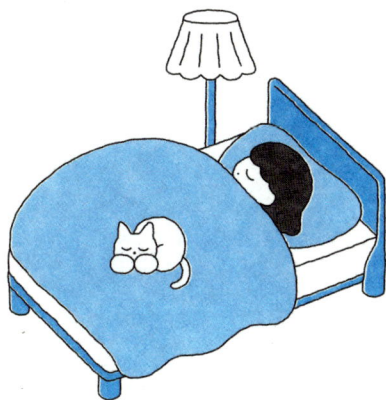

我曾经很好奇为什么发呆也能让人疲惫，研究后发现，"当我们发呆的时候，大脑其实处于一种名为'默认模式网络'的状态中，而这种状态会让大脑消耗巨大的能量"。

这个发现颠覆了我的认知，我本以为只要什么都不做，就不会消耗能量，但实际情况恰好相反，我们发呆时，大脑消耗的能量比专注时还要多。以前我会因为自己行动力差而感到自卑，但现在我真切地意识到"睡觉时也能学习"，于是开始期待每晚的睡眠时光。

口诀 9 ▶ 当你因为焦虑而睡不着时，默念

"奢侈地思考"

当事情的进展不符合你的预期，或者你因为"这个也没做，那个也没完成"的焦虑感而烦躁失眠时，试着默念"奢侈地思考"吧。它不仅可以平息你的焦虑情绪，让你更容易入睡，还能提升你的记忆力和专注力，激发你的创意和灵感。

有位女士总是因为那些"必做事项"而头昏脑胀，总想着这个要做，那个要做……每天光是想这些事情，就耗费了她很多时间。而且她因为只想不做，觉得自己"没有做出任何有成效的事情"，一直十分焦虑。

她无法按照自己的想法行动，总想着"那件事还

没做完""这件事明天不做不行"，而且无法停止思考，导致大脑过度活跃，晚上根本睡不着。她曾想过列一个待办事项清单，避免多余的思考，但列完后她还是会忍不住想各种细节，比如"要给那个人打电话""要通知这个人"等。

后来，她从心理咨询师那里听到了"奢侈地思考"这句话。一开始她的内心充满了疑惑："默念这个有什么用？默念句子本身不就是在浪费时间吗？"但后来她还是决定试试看。

她试过后发现，原本因担心浪费时间而产生的焦虑感消失不见了，取而代之的，是一种"像在高级度假村里悠然自得地思考"的感觉。

在这种松弛的状态下，她觉得自己有大把时间可以奢侈地使用。这反而让她意外地理清了很多思路，甚至可以从容地回复邮件。要知道，之前她回邮件时总是手忙脚乱的，生怕回错或漏掉，但在默念"奢侈地思考"

这句口诀之后，她感到内心变得充实了。

之后，每当深陷思考的泥潭，她就会默念这句口诀。渐渐地，她觉得一些非生产性的事情（比如休息）比生产性的事情更让人心情愉悦。

随着她念"奢侈地思考"这句口诀的次数增多，她逐渐觉得睡眠时间是一种奢侈的时间，并且开始期待睡眠。因为人在睡觉时，大脑仍在工作，这意味着即使是在睡觉，人也拥有"思考的时间"。这个发现让她觉得自己可能真的在过着一种奢侈的生活，内心也变得充实起来。

睡得越多，享受奢侈的时间的感觉越强，内心也变得越充实。内心越充实，就越不再在意琐碎之事，放空自己、不乱想的时间也会更多。不过，她感觉其中有一丝微妙的矛盾："虽然说要'奢侈地思考'，但当我拥有奢侈的时间、内心变得充实后，我就不再去关注琐碎之事了，这样，岂不是不思考的时间就增多了？"

她陷入这种思考后，就在心中默念"奢侈地思考"，然后发现：想这件事情很麻烦，也没有意义，于是干脆放弃思考，专注地继续做眼前的事。就这样，在不知不觉间，她做完了那些必须要做的事情，接下来就可以去享受最奢侈的时间段之一——睡眠时间。

有时候，她也会想："如果内心空落落的，就总觉得自己必须一刻不停地工作。如果内心充实，就能奢侈地使用时间，那我是不是就不用再拼命工作了呢？"这个时候，"奢侈地思考"这句口诀又会浮现在她的脑海中，让她意识到"沉浸在这种思考中，本身也算一种奢侈的时间的利用方式"。不久后，她在时间安排和处理工作上越来越游刃有余，真正实现了以一种奢侈的方式去使用时间。

"梦境有 100 倍的处理能力"

如果你满脑子都是工作和赚钱，神经就会过于紧张，让你无法入眠。在这种情况下，不妨把问题交给无意识去处理——无意识会在梦境中为你完成一系列精确的计算。这样想，你就能从过度思考中解脱出来，神清气爽地入睡。

有位男士的烦恼是总是存不下钱。尽管他会根据工资来精打细算地生活，而且从学生时代开始就很擅长算账，但一看银行卡，却发现还是没剩多少钱。

他一直都在脑子里记账，从不买奢侈品，只买高性价比的东西，甚至比周围的人更节俭，但就是存不下钱。

不仅是存钱，在工作上也是如此。有时候他明明事先制订好了周密的计划，却发现计划总是被打乱。上司也提醒他说："你有认真思考并制订计划吗？做计划前要先算好你的工作进度。"如此种种，让他开始怀疑自己是不是真的很不擅长制订计划，整个人变得惴惴不安，以至夜夜失眠。

后来，心理咨询师和他分享了"梦境有 100 倍的处理能力"这句口诀。他心想："如果念一念就能增加存款或让工作更顺利，那肯定要念啊。"于是他就在算账和制订计划时默念起来。不过默念的时候他也会忍不住想："所以说 100 倍的处理能力到底有多厉害？"此外，他惊讶地发现，自己竟然一直在人际关系中算账，用得失来决定与其他人的交往。

当埋怨自己"完全存不下钱"的时候，他也会立马默念这句口诀，结果他注意到一个奇怪的现象："难道越是细致地算账，反而越存不下钱吗？"

他开始想，也许正如心理咨询师所说，梦境有 100 倍的处理能力，那在梦中算账的效率会更高。所以，他上床睡觉的时间越来越早。就这样，在默念"梦境有 100 倍的处理能力"这句口诀入睡后，他发现各式各样的回忆不停地快速交替出现，就像儿时翻看的漫画一样。

"哇！原来人在梦里有这么夸张的处理信息的能力！"他大为震撼，甚至觉得，也许梦境真的有 100 倍的处理能力，这远超自己的算账效果。后来，他就不再在白天做烦琐的计算了。

这样持续一段时间之后，他发现自己开始期待每晚的睡眠。后来他查看银行卡的余额后，发现自己的存款比之前多了！

这位男士原本对自己的算账能力充满信心，但细致查看账目收支给他带来了压力，导致他在不知不觉中花了很多冤枉钱，所以才没有多少存款。工作计划总是被打乱，也是因为他一心想着"必须尽快完成"，但没有考虑到完成的质量，所以导致很多工作都要重复做。如果这位男士把所有计算工作都交给梦境，让梦境发挥那100倍的处理能力，自然能减轻他的压力并改变现状。

如果你本就擅长计算，那更要好好利用梦境，把100倍的处理能力发挥到极致，这样你的人生也会开启更多新的篇章。如果你坚持默念"梦境有100倍的处理能力"这句口诀入睡，我相信你一定有一些前所未有的发现。

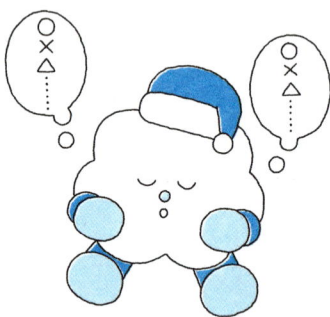

第 **3** 章

利用意识助眠的方法

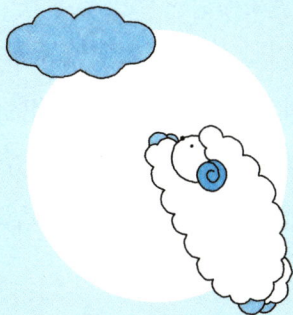

从"意识"到"无意识"的接力棒！

☾ 除了让你睡着，无意识还有哪些惊人的力量

第 2 章介绍了通过默念"魔法暗示口诀"来入睡的方法，本章将介绍另一种助眠方法，它特别适合那些对"魔法暗示口诀"半信半疑，或试过默念"魔法暗示口诀"却没有睡着的人。

其实，在真实的咨询场景中，确实有人对暗示这种方法没什么反应。如果你属于这类人，那本章介绍的让意识来助眠的方法会对你很有效果。对本章介绍的方法，你练习得越多，就越能熟练掌握，相信你最终会靠自己的力量安稳入睡。

有人可能会想："咦？不是说运用意识时，人就睡不着吗？"

确实如此，当意识过于活跃时，人肯定睡不着。比如如果你刻意想着"我得赶紧睡着"，那这种强烈的、活跃的意识就会使你难以入睡。不过，我们可以选择自己的"意识焦点"，即关注自己的意识集中在哪里，以此来激发无意识，继而顺利进入梦乡。

就像恐慌症发作的时候，在心里数数或掰手指头数数往往可以有效平复心情一样，通过有意识地关注自己在无意识状态下的行为，就可以平衡意识和无意识的关系。一旦找到平衡点，就能从有意识的状态顺利地过渡到无意识的状态，从而酣然入梦。

你在有意识地练习了本章介绍的方法之后，不仅能真正地睡个好觉，还能有效发挥你的潜能，比如，敏锐的观察力，精准剖析他人情感的分析力，让人心情愉悦的沟通力，等等。其实这些都是你与生俱来的能力，只不过缺少一个被激发出来的机会。当你发挥出这些潜能后，周围的人会对你另眼相看。而且你会惊喜地发现，自己的思维水平和认知能力都全面提升了。

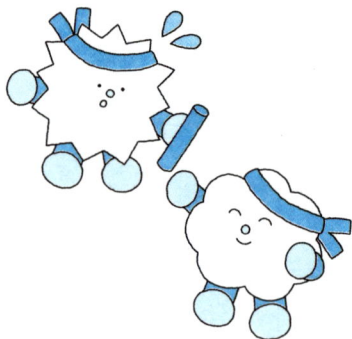

利用意识助眠的方法 1 当他人的言行让你烦躁到睡不着时，

写观察日记

当你身边有一个非常没礼貌的人，你自然会心生烦躁，想睡也睡不着。这时候，你不要直接忽视他，而要特意去回忆和记录与对方相关的每一个细节，就像小学生写观察日记那样。

注意，记录时不要用"不稳重""吵闹"这种主观色彩浓厚的词，而要客观地记录他的具体行为，比如"在几点几分做了什么"。同时还要像观察透明塑料箱里的东西一样，站在第三方的视角，从外部审视自己对他的看法。

大家小时候都写过植物或动物观察日记吧？现在，你可以像那时候写观察日记一样，写一篇"关于某某的客观观察日记"。

你可以在纸上写观察日记，也可以在脑海中写，后者本身就是一种非常有益的训练方式。只是要注意，一定要表述具体且客观，像"某某看起来心情不太好"或"他在攻击我"这些都属于主观判断，而非客观描述。

什么是客观描述呢？举个例子，"他坐在椅子上，双腿呈 90° 打开，右脚以脚尖为支点，以大约 1 秒 3 次的频率抖腿，同时他的视线在我身上停留了 5 秒"就属于典型的客观描述，而"他看起来很不安分，不停地抖腿"就属于典型的主观判断。

如果无法直接面对面地观察，那就尽可能收集客观的信息，比如，"我发送邮件后，他于两日后回复，回复内容为 5 行文字"。你可以在脑海中一边回想一边写下这些信息，或者直接在大脑中将其整理好。

类似"那个人很不安分""邋里邋遢"的表现都是主观的，说明你的意识正在发挥作用。但在这些主观判断的背后，其实是无意识在发挥作用，它在仔细观察对方，并将相关信息牢牢记住。

而无意识观察到的信息才是真正的客观信息，写下并归纳整理完这些信息后，你就可以实现意识与无意识的平衡，在不知不觉中被引导进入舒适的睡眠状态。

☽ 丈夫的行为成了妻子的压力源

有位女士烦恼地说道："自从丈夫开始居家办公，我们就总是待在一起，这让我压力很大，现在完全睡不着。"

"为什么用完厨房后不收拾干净！""为什么总在我集中精力做事的时候来打扰我！"她对丈夫的一些行为感到烦躁，晚上会因为愤怒而睡不着。

后来，她开始尝试在睡前写"关于丈夫的观察日记"，但不知该如何落笔。她琢磨着："'他总是心不在焉的''他工作时一点都不专注'这类信息是主观的吗？除此之外还有其他信息吗？"

这时，她突然想起心理咨询师说过："刚开始写观察日记时，无论是谁，都容易先想到一些主观的信息，比如'他说话刻薄''他不理解我'等。为了改善这种情况，你可以用数字来表达，这样能更容易收集到客观信息。"

- 次数、频率（比如不要写"他说话刻薄"，而是写"他对某人说了 10 次 ×× 的话"等）。
- 时间（比如不要写"一大早就收到邮件"，而是写"早上 6 点 15 分收到邮件"等）。
- 姿势（比如不要写"姿势不好"，而要写"身体前倾 30°"等）。

沿着这个思路，她想起来丈夫去厕所很频繁，那客观的写法就不是"他频繁去厕所"，而是"他每45分钟去一次厕所"。写完后，她发现，如果用时间点来记录，丈夫去厕所其实没有想象的那么频繁。就这样，她开始觉得写观察日记很有意思，让她有很多新发现。

还有，丈夫总是问她每顿饭吃什么，如果她客观记录这件事，就是——"上午11点40分，他打开我身后的门，探头问我：'今天中午吃什么？'"原本她很烦丈夫总是一个劲儿地问来问去，但写下来之后发现这件小事根本不值得烦躁，所以就完全不放在心上了。

她找出一个闲置的笔记本，用来记录丈夫的相关信息，结果写着写着就不自觉地犯困，于是就合上笔记本上床睡觉了。

到了第二天，她想着"既然要写观察日记，那就要好好观察丈夫的一举一动"，于是开始有意识地关注丈夫的动向。结果她发现："嗯？他好像不再缠着我了！"

她还想着丈夫能给她一些写观察日记的素材，但丈夫之后却再也没有做过让她不愉快的值得记录的事，她唯一记录的就是丈夫每天上厕所的时间点，如"他在 10 点 48 分、11 点 40 分、12 点 50 分去了洗手间"之类的信息。她试图回想起更多关于丈夫的客观信息，但越想越困，心中想着"明天再记吧"，然后就睡着了。

之前她会因为"他浪费了我的时间"而烦躁，但现在，她意识到这只是自己的主观想法。而自从写观察日记后，她睡得安稳又香甜。

☽ 不再认为"是那个人的错"

后来这位女士觉得"好像没必要写下来，在脑子里整理记录也一样"，所以就不再使用笔记本，而是早早钻进被窝，在脑中撰写"关于丈夫的观察日记"。比如丈夫在观看某个电视节目时，嘴里嘀咕着"这个节目有意思"，并把头往左倾斜45°，眼睛紧盯着屏幕。

这种记录和观察让她发现了很多之前未曾留意的事情，她对丈夫的印象也开始发生改变，原本觉得"他很烦人""令人讨厌"，现在觉得"他有时候也挺孤独可怜的"。

而当她以这种心态看待丈夫时，他们的关系也慢慢发生了变化。之前从不做家务的丈夫开始主动打扫家里，还会关心她的身体状况，整个家变得温馨舒适，让人安心。她暗自高兴："也许是我的'无意识的力量'让丈夫发生了这些改变？"

其实，如果是通过意识层面去看待他人，我们就会对他人做出各种判断，比如"他看不起我""他想把家务推给我""他在逃避责任"等，但如果通过无意识层面去看待他人，我们就会观察并收集到各种客观信息。

当通过无意识层面收集来的各种客观信息被整理成

观察日记后，我们就会自然而然地觉察到，自己的意识和无意识在相互碰撞中取得了一种平衡，由此我们能看到之前未曾留意到的事物，理解之前不明白的事物。而在意识和无意识达到平衡后，我们也能从长期累积的压力中解脱，在不知不觉中进入香甜的梦乡。

不仅如此，我们在熟练地运用无意识的力量后，还会发现一件有意思的事——周围的人和环境会慢慢发生对自己有利的变化。

当你想要放松时，

玩一个游戏——"想一些让自己开心的画面"

在睡前"想一些让自己开心的画面"是常规的助眠方法。但如果你发现自己根本想不到什么开心的画面，那可能是因为你的"痛苦"和"开心"错位了。

你之所以反复想起那些让你厌恶的人或事，是因为你的大脑认为"我暴怒就能摧毁对方，这个过程让我很舒适"。其实，对于失败、尴尬和懊悔，你本应该感到"痛苦"并自动避免想起，而你反复回想，可能是因为你已经下意识地把"痛苦"等同于"开心"了。

如果你承认这点，意识到自己的"开心"有多离谱，你就会觉得回想这些事情毫无意义且很麻烦，从而沉沉睡去。

精神科医生经常说："睡前放松一下，能让你睡得更好。"这话没错。

工作或做家务时，我们一般会保持一定程度的紧张状态，这时交感神经占据主导地位。等我们忙完工作，舒舒服服地泡个澡，慵懒地躺在床上感叹"真舒服"的时候，副交感神经开始占据主导地位。在后面这种状态下，人会更容易睡着。

而睡前玩手机会激活你的交感神经，让你没有一点困意。即使你的本意是"看看治愈视频可以放松身心，进而可能产生困意"，但由于手机能接收消息，玩手机时你会不自觉地担心"如果有人联系我怎么办"，然后就会进入紧张状态。而一紧张，你的交感神经就会活跃起来，让你放松不下来，难以入眠。

为了让副交感神经占据主导地位，你可以去想一些让自己开心的画面。

- 比如，想象自己把脸埋进宠物猫的怀里。
- 比如，想象自己在泡露天温泉，抬头就是满天繁星。

你可以尽情想象让自己感到治愈、放松和幸福的画面。不过，有人怎么想都想不出这样的画面，脑海中反而会浮现出一些令自己不开心的人和事，这时候该怎么办呢？

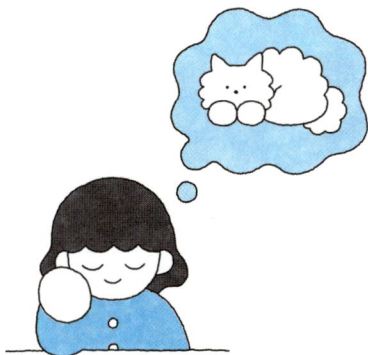

☽ 你的"痛苦"和"开心"错位了吗

如果你在想"让自己开心的画面"时，满脑子都是让你生气发火的人和事，你就要留意一下自己是不是误把"我很愤怒"当成了"我很开心"。因为人在生气时，大脑会分泌出一种"快感物质"，让人误以为自己心情愉悦。不仅如此，当你想要回想令你开心的画面，但让你感到羞愧、挫败的画面在脑海中浮现时，也会有快感物质产生。这也只是因为痛苦会让大脑产生快感物质，从而让你感觉心情愉悦，这并不是什么奇怪的事情。

这时候，你只要意识到"啊！我把痛苦当成开心了"就可以了。但如果你开始思考："为什么我总是回想起这些令人不开心的人和事？"那你的交感神经马上就会活跃起来，占据主导地位。

你要接纳自己，学会跟自己说"即使把痛苦当成开心也没关系"，不要自责，这样你才会放松下来，副交感神经才能活跃起来，从而激发你的困意。

如果你在想"让自己开心的画面"时，脑海中一片空白，没有任何画面出现，那恭喜你，你已经达到了最高境界。

"脑海中什么都未浮现"本身就是一种悟性的体现，人达到这种境界后，感到心情愉悦并不需要依赖任何具体的画面。因此，什么都想不起来才是正解。

但如果你开始怀疑自己，纠结"为什么自己什么都想不起来"，你的意识就会越来越活跃，交感神经也会逐渐占据上风。相反，如果你认为"脑海中什么都未浮现，这种'空无'的状态也挺好的"，那你就会感到安心，副交感神经也会随之占据主导地位，从而让你放松下来。

养成睡前"想开心的画面"的习惯，会让副交感神经占主导地位，你也能安然入睡。

☽ 在"空无"的状态下沉沉睡去

有位女士要么过于沉迷过去的烦心事，要么对未来感到不安，所以始终无法彻底放松，一直饱受失眠的困扰。后来她决定尝试一下前文讲的方法，想象那些让她开心的画面。但不知为何，她总是不自觉地想起别人欺负她的场景。

这让她意识到："这是否意味着，对我来说，对他人感到愤怒就等于开心呢？"同时她又有点担心："我心生愤怒的同时又感觉开心，是不是有些不正常？"但当她接纳了"愤怒也可以让人开心"的想法后，竟然产生了一种恰到好处的疲惫感，没多久就睡着了。

第二天晚上，她早早钻进被窝，继续想象那些让她开心的画面。结果脑海中浮现的却是"没钱了该怎么办""老了之后还是一个人该怎么办"这类对未来的担忧。要在以前，她肯定就失眠到天亮了，但现在她意识到："这也是将担忧带来的痛苦当作开心的体验来感受了。"

也许你内心深处真的非常厌恶一些事情，但越是想起这些烦心、糟糕的事情，你感受到的痛苦就越多，反而越会有开心的感觉。其实，仅仅是意识到自己能因痛苦的事情感到开心，你就能在不知不觉中产生一种恰到好处的疲惫感，随即进入梦乡。

这位女士每晚都会回想那些让她开心的画面，某天，她突然发现自己再也想不起什么了。一开始，这让她倍感不安，但她随即恍然大悟："啊！原来这就是什么都未浮现的'空无'的状态，这种状态本身就让人心情愉悦！"当进入这种状态时，人就能轻松入睡。

在反复练习后，这位女士发现自己不再像之前那样会因为他人的言行而产生剧烈的情绪波动，也不再过度责怪自己，而是能够接纳自我，心态平稳地生活了。

　　她开始在日常生活中寻找那些让自己开心的画面，然后她发现让自己不开心的事情越来越少，工作和家务也能不可思议地专注地完成了。之前的她总是被压力搞得喘不过气，而现在她却活得逍遥自在。

当你内心极度不满时，

运用消除压力的 5 次呼吸法

只有将自己的感受用语言表达出来，才能真正释放压力。

用鼻子吸气时，试着默念："语言表达能力随氧气一起被我吸入体内。"用嘴呼气时，默念："我今天一整天的情绪随着二氧化碳一起被呼出。"

通过感受自己的呼吸，过往积聚的压力就能逐渐减少。重复呼吸 5 次之后，你就会产生一种自我暗示："那些难以言表的压力已得到释放。"随后你就会在不知不觉中进入深度睡眠状态。

遇到烦心事时，如果你能当场准确地表达自己"非常厌恶"，那你的压力就会被完全释放，不会有任何残留。但如果没能将其表达出来，你就会陷入纠结，反复想"当时怎么没说出来呢"，这会让压力不断累积。

那么，那些总是抱怨的人是不是就没有压力呢？当然不是，他们也有压力，只不过他们的问题是无法用准确的语言形容自己的"厌恶之情"，所以即使他们不停地对周围的人抱怨，他们的压力也得不到释放。

无论如何，当你遇到非常厌恶的事情时，一定要当场准确说出自己的感受，不让压力堆积。这正是我们介绍"消除压力的 5 次呼吸法"的目的所在。

这个方法的要点是，把注意力集中在呼吸上，在吸气时默念"语言表达能力随氧气一起被我吸入体内"；在呼气时默念"我今天一整天的情绪随着二氧化碳一起被呼出"。刚开始时你可能会觉得有点不好操作，但没关系，你可以边看文字边默念。这样重复 5 次后，你就会觉察到一种自我暗示："那些难以形容的压力已经被充分释放。"

这种方法还将帮助你在梦中重现那些现实中的压力场景，让你在梦中释放那些当时没能准确形容的压力，并将其准确地整理成记忆，以后你就不会重复回想那些烦心事。总之，这种方法真的非常有效。

其实，当你感到有压力，但没能用准确的语言表达出来时，它不会在大脑中形成准确的记忆。然而神奇的是，你会不自觉地通过"重复体验相同的事来整理那些记忆"。这也是为什么你会觉得总是出现让自己不爽的事。

也许你会觉得："我是不是因为哪里做错了，才会一再遇到类似的烦心事？"其实不是，你只是在重复遭遇同样的事情，以便捋顺那些尚未被整理的记忆。反之，如果你及时准确地形容了压力，那些压力就会形成准确的记忆，你也就不会再重复遭遇类似的事，压力也会随之减少。

压力减少后，你自然就能睡个好觉。在梦中，你也会好好释放现实中的压力，第二天早上起来便会感到神清气爽。而且，你在梦中整理好的记忆还能在第二天发挥作用，让你即使压力很大，也能抓住关键机会，找到解决方案，将不利形势变为有利形势。

☽ 抱怨个不停……

有位男士天天跟周围的人抱怨上司和公司，一抱怨就停不下来。同事们一开始还耐心听他说，给他一些回应，但他实在是怨气冲天，所以后来大家一听他抱怨就开启"屏蔽模式"。

但吊诡的是，虽然他总是暗地里不停地抱怨，但当上司交给他一些刁难他的任务时，他却一句反驳的话都说不出来，只能回答"哦，好的"，然后默默接受。

他还经常被上司打发去做各种杂事，这导致他的本职工作没有任何进展。上司还会指责他说："为什么你就不能和其他人一样顺利完成工作呢？"这些都导致他的工作评价从未提升过，工资水平也是同期入职的员工中最低的。

他只能眼睁睁地看着同期入职的其他员工都升职加薪，而自己却被逼着干些杂活，工作做不完还会被上司责备效率太低。对此，他只能默默承受。

这种情况三番五次地出现，让他饱受失眠之苦。有时候他即使睡着了也无法缓解疲劳，这导致他无法正常工作。

就在这个关头，他从心理咨询师那里学到了"消除压力的 5 次呼吸法"。于是他比平时更早上床，将注意力集中到呼吸上。用鼻子深深吸气时，他默念："语言表达能力随氧气一起被我吸入体内。"在缓缓从嘴中吐气时，他默念："我今天一整天的情绪随着二氧化碳一起被呼出。"

就这样重复 5 次之后，他的头脑开始放空，他很快就进入了梦乡。

☾ 不再对上司的不合理要求言听计从

在梦中，他看到了自己发火的样子——不是暗地里抱怨，而是直接跟对方吵了起来。

结果到了第二天早上，往常觉得起床很累、总是磨磨蹭蹭的他，居然可以麻利地起床。而且，他最近明明感觉脑子转不动，身体还沉重，却能轻松开始工作。

之前，他觉得"在梦里不可能整理记忆"，但现在他改变了想法："也许自己的记忆真的在梦中被整理好了。"于是他开始期待每晚的睡眠时光。

他之前总是加班到很晚，每天很晚才回到家，睡眠时间严重不足。但自从开始练习这种方法后，他的工作效率大大提高，他可以迅速完成工作并提前收工。

现在一钻进被窝，他就把注意力集中到呼吸上，练习"消除压力的 5 次呼吸法"。基本上到第 4 次时，他的头脑就开始放空，到了第 5 次，他就觉得自己"什么都不在乎了"，不再思考任何事情，然后在不知不觉中沉沉睡去。

这样练习了一段时间之后，有一天上司对他说："你最近状态不错，这个项目能做吗？"他往常肯定会默默接受，但现在却不假思索地断然拒绝："我手头的项目还没完成，接不了新的项目。"

虽然硬气地拒绝了上司，但话音刚落，他就觉得自己"完了"。上司也没想到他会拒绝，顿时拉下脸，愣住了。上司的这种反应让他有些慌张，但他还是硬着头皮说："那我先去忙了。"随后他就起身离开了。

回到自己的工位后，他长舒了一口气。虽然拒绝上司让他有些罪恶感，但他更多的是感到神清气爽。他现在终于能专注于眼前的工作了，最终他也顺利地按时完成了工作。

这时他才发现："原来是堆积的压力让我无法正常工作！"意识到这点后，他更加期待借助 5 次呼吸法入睡了。

利用意识助眠的方法4 当你因为不安而睡不着时，

运用被爱填满的入睡方法

对于总是没有安全感的人来说，有时候那种"帮你入睡的催眠法"往往没什么效果，真正有效果的是"帮你找到失眠'元凶'的催眠法"。

你在催眠状态下回想那些导致自己失眠的因素时，可能会突然发现自己忘了非常重要的事情。一旦你想起来，不安全感就会自动消散，从而促使你安然入睡。

这里介绍一种既能增强记忆力，又能消除不安全感的方法——睡觉时，试着回想从早到晚你吃过的所有食物，并在心中默念"我被爱着"。无论在想到早餐吃的鸡蛋、纳豆时，还是在想到午餐前吃的香蕉片时，都默念"我被爱着"。随着反复默念，你就能在不知不觉中进入梦乡。

人会对模糊的记忆感到不安。举个例子，如果你在人际交往中遭遇了烦心事，就会忍不住在睡前回想、琢磨。之所以会这样，是因为一些"关键因素"被意外地从记忆中删除了。以职场情境为例，当你因为被上司骂了一顿而心情不爽的时候，如果能想起"虽然他说了很多刻薄话，很讨人厌，但也给了我一些靠谱的建议"这类"关键因素"，你就不会再纠结此事。

也就是说，你之所以因反复琢磨同一件事而睡不着，是因为找不到"被抹去的记忆"，并因此而忧虑不安。为了消除这种不安，你需要想办法增强记忆力。"被爱填满的入睡方法"看似与记忆力无关，实则与其紧密相连，你一定要尝试一下。

钻进被窝后，你可以从早餐开始，按顺序回忆你今天吃过的所有食物。每想起一样，就在脑海中默念"我被爱着"。想起碗里的米饭时，默念"我被爱着"；想起米饭旁边的茄子味噌汤时，默念"我被爱着"；想起便当盒里的盐烤鲭鱼时，默念"我被爱着"；想起覆盖在饭上的梅干菜时，也要默念"我被爱着"。

通过回忆吃过的食物，能有效整理好当天发生的一些事情。而当记忆被妥帖地整理好之后，大脑就会在不知不觉中从兴奋状态归于平静，这样你就可以安稳地入睡。

如果你每晚都坚持运用这个方法，那你在清醒时的记忆力会逐渐得到增强，因为睡眠能帮你整理好记忆。记忆力增强后，你就会惊喜地发现，自己不再想那些毫无意义的事，大脑也不再被乱七八糟的琐事干扰，从而获得真正的平静。

也许你曾以为是因为自己记忆力太好，所以才不断想起那些不愉快的事情，但在记忆力真正增强后，你就会知道："其实这都是记忆缺失导致的。"

而通过运用被爱填满的入睡方法，你的记忆会逐渐被整理得有条不紊，你会变得更加自信。然后你就能意识到，低自尊和缺乏自信并不是你的性格问题，只是因为记忆缺失罢了。

☾ 工作缠身导致无法放松……

有位男士在创业一段时间后，发现自己已经模糊了工作和休息的界限，天天都从早忙到晚，没法好好休息。而且，他因为居家办公，没有按时下班的概念，所以睡得越来越晚，总忍不住熬夜。即使躺到床上，他也会翻来覆去地睡不着。为了助眠，他会在睡前喝点酒，试图在酒精的帮助下入睡。虽然这样确实能睡着，但半夜醒来时他总会担心："欸，那件事我到底做没做？"为了让自己安心，他还得起床去确认。这样一折腾，他就再也睡不着了，只能睁眼到天亮。

这种情况反复出现几次后，他再喝同样多的酒也没什么助眠效果，他的大脑完全平静不下来。为了入睡，他不得不逐渐加大饮酒量，但不知是不是睡眠浅的缘故，他时常会醒来，然后一旦想起工作就再也睡不着了。

这种糟糕的睡眠状态导致他白天精神恍惚，有时甚至会出现工作失误，给客户添麻烦。最终，他对自己失去了信心，觉得自己什么都做不好。

为了改善这种状态，他决定尝试一下心理咨询师告诉他的"被爱填满的入睡方法"。不过躺在床上时，他还是很不安："如果不喝酒，我应该睡不着吧？"但无论如何，他决定还是试着回想白天吃过的食物。

他一边想着早上吃的黄油吐司，一边默念"我被爱着"，但这个过程让他觉得好笑："做这种事真的能助眠吗？"

虽然觉得荒唐，但他还是决定把这件事做完，于是继续回想自己吃过的食物。他想起自己还吃了番茄，就一边想着番茄一边默念"我被爱着"。

结果，重复了几次之后，他就在不知不觉中睡着了，等醒来时已经是第二天早上了。

🌙 从"以工作为中心"过渡到"以自己想做的事为中心"

他很高兴自己在不喝酒的情况下就顺利入睡了，为了让自己在睡前更容易回忆起白天吃了什么，他决定尝试一些与往常不同的早餐，比如煎蛋。结果，当他钻进被窝，一边回想早餐吃的煎蛋一边默念"我被爱着"时，并没有像之前那样顺利入睡。

他开始感到不安："是不是因为我回想吃的东西时太认真，所以睡不着了？"但当他回想完晚餐吃的食物并再次从早餐开始回想时，他不知不觉就睡着了。

他搞不明白自己为什么这样做就能睡着，并开始对人类的睡眠机制产生兴趣。琢磨一番后，他推测也许是"我被爱着"这个念头对他的睡眠产生了积极影响。虽然没琢磨出明确的答案，但他觉得"不管怎么说，能睡着就行"，于是他不断重复这个方法，结果他的睡眠质量提高了，工作效率也大大提高了。

随着工作变得游刃有余，他有了更多的空闲时间，他领悟到："就是因为之前总是喝酒助眠，所以记忆力衰退得厉害，工作效率也低得不行！"而在运用被爱填满的入睡方法，记忆力得到恢复后，他才真切地感受到"原来工作可以这么轻松地完成"。

一直以来，他都感觉自己是为了工作而活的，但现在却发现，哪怕仅仅用业余时间办公，工作也能顺利开展。总之，他的生活发生了天翻地覆的变化，从之前的"以工作为中心"变成了现在的"以自己想做的事情为中心"。

之前的他被工作压得喘不过气，光是活着就已筋疲力尽了，而现在的他可以享受工作本身。而且，安稳的睡眠和香甜的美梦还让他重拾了最初创业时的自信——相信自己能创造出广阔的未来。

运用设计美梦的方法

躺进被窝后，试着想象自己想做的美梦。如果不小心想到了不愉快的梦或者无聊的梦，那就继续想象，直到让你心动的梦境出现。当你找到"真正渴求的东西"，你就会自然而然地入睡。

这种方法特别适合那些总是委屈自己、有话想说却无法顺利传达给对方、总是因为考虑他人而积累压力的人。

除了帮你入睡之外，这个方法还能让你在睡梦中培养出"坚定表达自我"的能力，让你在日常沟通中更顺利。

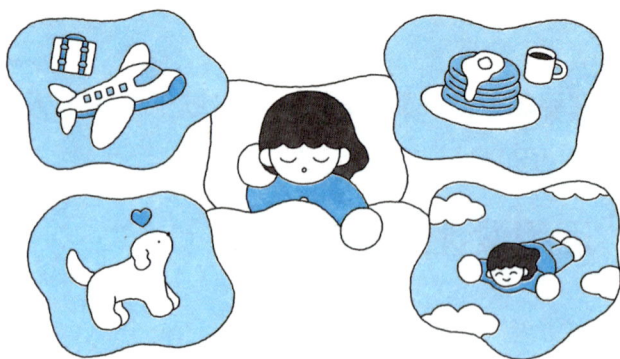

　　如果能自由设计你的梦境，你想要怎样的梦境呢？设计梦境也是训练自己"坚定地表达自我"的一种方式。

　　当你有"只有自己在默默忍耐""所思所想无法传达给对方"这类压力时，你可能会睡不着。也就是说，如果你总是过度考虑他人的感受、过分关注周围的情况、过度压抑自己，那你的压力会不断堆积，这会导致你夜不能寐。

　　而不断通过"设计美梦的方法"来坚定地表达自

我，压力就会逐渐减轻，让你不再失眠。这里的“坚定地表达自我”，不是指任性或固执己见，而是指在考虑对方感受的同时，大声说出自己的真实感受和意见。实际上，当你能坚定地表达自我时，你想说的话就能顺利传达给对方，你也能构建一种令人舒心的人际关系。

钻进被窝后，你就可以开始做这个练习，想想今天要做一个什么样的美梦。在梦中，你可以做任何事情。无论是在天空中遨游，还是成为职业运动员，都可以。无论情节多么荒诞，无论过程多么离谱，都没问题。

逐渐靠近“自己真正追求的东西”

我也给自己设计过梦境。但我原本设计的是一个美梦，结果我梦到的却是“工作失误，导致后果很严重”这种情节。

这就是这种方法的有趣之处——即使你可以自由设

计梦境，却还是会做一些意料之外的梦。

即使你设计一个自己有数十亿元现金并可以随心所欲花费的梦，也可能会觉得："我都在做梦了，就算没钱也能实现所有愿望啊！为什么还想象自己有那么多钱呢？真无聊。"

如果你觉得这种"暴富"梦实在无聊透顶，那就设计一个别的梦，比如设计一个在南方海岛悠闲度假的梦，如果觉得这个梦也乏味无趣，那就设计一个关于海边豪华别墅的梦。

我选择做最后这个梦，于是就尽情想象自己拥有一栋海边豪华大别墅，因为它是我梦寐以求的住所。我还想象自己站在金色浪花上帅气地冲浪……这么想着想着，我就睡着了。

总之，建议大家多多尝试，将各式各样的梦境都想象一遍，当你找到内心最渴望的东西时，你就能睡得香甜安稳。

实际上，你想设计什么梦，就设计什么梦。如果你一开始设计了一个"只需触摸病人就能治愈他们"的梦，但是觉得很离谱，那就可以像扔废纸团一样，把这个梦扔掉，再设计下一个梦。

其实，你越是把设计好的梦扔掉，你就越能接近自己真正渴求的东西。当你找到心之所向，无意识就会开始运作，引导你进入梦乡。

在梦中，你也许记不得这是自己设计的梦还是其他的梦，但在现实世界中，你的"坚定表达自我"能力会获得很大的提升。你会坚定地追求自己真正想要的东西，你的现实生活也会随之发生巨大的改变。同时，你会意识到，之前之所以总是事与愿违、压力堆积，就是因为你没有坚定地去追求自己真正渴望的东西。

☾ 独自承担工作后整个人烦躁不已……

　　一位女士总是习惯一个人承担所有工作，因为她觉得将工作交给同事或安排下属做，结果都不如她所愿，不如自己一个人搞定。周围人看到此情形，纷纷把工作推给她，自己偷懒。

　　她向上司反映过这个问题，但上司只会敷衍地说："嗯，你自己想办法处理一下吧！"他完全不理解她的辛苦。

　　她在工作上忙忙碌碌，在家也不得清闲。她的丈夫一大早就出门上班，整个家由她一个人操持，她简直忙得脚不沾地。而孩子们在家里自由散漫惯了，在忙碌的早晨仍然磨磨蹭蹭，完全不做去幼儿园的准备。这些都让她烦躁到了极点，最终忍不住对孩子们大吼："快点！"

她一发火，孩子们就哭闹不止，更加磨蹭，这让她更火大。明知道离上学时间越来越近，但她却控制不住自己的情绪，整个人十分烦躁。

这种疲于奔命的状态让她在睡前也无法平静下来，以至夜夜失眠，难受得不行。后来，她决定试一下"设计美梦的方法"，希望能借此改变现状。

虽说想设计什么梦就设计什么梦，但"被坏人追赶的梦"和"和同事吵架后被迫向对方道歉的梦"却主动浮现在她脑海中。她心想"这哪是什么美梦"，然后把它们"扔"了。

接着，她设计了一个"被上司夸赞并升职加薪的梦"，但这个梦也不太合她的心意，所以她再次"扔"了这个梦。

再接着，她设计了一个和丈夫一起登山的梦。梦境中，她身处高耸入云的山上，四周都是皑皑白雪。因为是在梦中，所以她不用穿防寒服和登山装备，而是穿着最喜欢的 T 恤和短裤，和丈夫一起开心地俯瞰着山脚下的城市。后来，为了欣赏更远处的风景，他们又动作轻快地往上爬，就在这时，在现实中，她沉沉地睡着了。

☽ 无须费力就能自然地传达心意

早上醒来后，她感觉整个人神清气爽，以往沉重的心情好像也轻松了不少。

平时她会因为孩子们磨蹭且不为去幼儿园做准备感到烦躁，但这次她完全放手让他们自己准备，并且他们最后准时到达了幼儿园。

上班路上，她想起了讨厌的同事，于是心里一沉，但真的见面后，却发现和对方沟通得很顺利，这让她心情有点振奋。

下班回到家，哄孩子们吃完饭和睡觉后，她躺上床，开始期待设计今晚的梦境。她觉得可以延续上次的梦，也可以设计一个自己在天上飞的梦。就在筛选美梦的过程中，她睡着了。

随着不断重复这个过程，她惊讶地发现孩子们能自己做好去幼儿园的准备，不再拖拖拉拉。工作上，她也能轻松地把工作安排给同事和下属，主动请上司来检查工作。她感觉工作比之前轻松了，整个人也开心多了。

这种改变让她觉得："可能是因为我现在能坚定自信地表达自己，所以我的需求能清楚地传达给对方？"其实她并没有刻意改变请求他人的具体方式，也没有刻意去主张什么，只是自然地表达需求而已，但前后效果却大不相同，这让她倍感意外。

也许这就是自我表达的奥秘——无须费力勉强，自然地传达心意即可。

总而言之，这种方法的效果让她开心不已，并且她想要继续设计更多的梦境。

第 **4** 章

借助无意识先生的力量，你会看到一个完全不同的世界

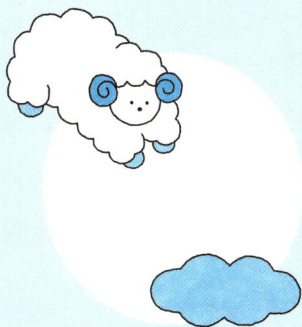

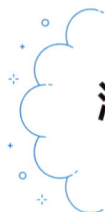

深度睡眠让你获得"真正的自由"

不安和恐惧将逐渐消失

第 3 章介绍了让你轻松入眠的方法——从有意识的状态顺畅过渡到无意识的状态。如果你一直在做这些练习，那不仅会睡得更好，还能在清醒时发挥无意识的力量。

本章介绍深度睡眠带来的好处，包括但不限于创意将源源不断地涌现、消除不必要的紧张感、找到自己真正想做的事情、摆脱无动力状态、改善人际关系等。读完这一章，你会发现无意识先生将成为你人生的坚实后盾，显著地改变你所看到的世界。

下面就是一个典型的例子。

一位女士在职场上以能干闻名，备受瞩目。她本人也自信满满："我比任何人都能更快掌握工作要领，我很优秀，我能敏锐地觉察到其他人未注意到的本质问题。"

然而，自从一位男同事跳槽过来之后，她突然觉得很不自在。这位男同事确实非常优秀，但每当她在会议中稍有停顿，这位男同事就好像抓住了什么把柄似的，开始发言批评她。

最初她没太在意这件事，但被男同事以合理的观点反驳的次数多了之后，她慢慢失去了自信。下班回家后，她也忍不住想起这个人，心想："他绝对看我不顺眼。"而越是这样想，她对那位男同事的抵触情绪就越强烈。

当她不再自信后，她感觉自己没办法再满足大家的期待，甚至开始担忧："别人对我的期待也许只是我的错觉，他们实际上可能是在嘲笑我。"她觉得"如果我更努力地工作，应该能得到大家的认可"，于是下班回家后她也立即投入工作，甚至为了提升技能而学习到深夜。

然而，她越是想把工作做好，那位男同事就对她越严厉，其他同事在此期间也没有向她伸出援手，这让她倍感绝望，觉得自己被公司抛弃了。这种日子持续了一段时间之后，她开始整夜整夜地失眠。

后来，她从心理咨询师那里得知了"无意识"这一概念，心理咨询师还给她分享了"魔法暗示口诀"。默念口诀后，她感觉自己的无意识被激活了，这帮助她逐渐进入深度睡眠状态。之后她不再熬夜工作，而是按时入睡，结果意外发现自己对那位男同事的看法发生了改变，甚至开始纳闷自己当时为什么那么怕他。

之前，她觉得那位男同事是自己前进路上的绊脚石，但现在，她觉得那位男同事只是一个性格有些直的人而已，并无恶意，也就不再害怕他了。"我一直把他当作敌人，但仔细想想，我和他看到的世界，也许在根本上就是完全不同的。"意识到这点后，她就不再在意对方的发言了。

一直以来她总是绷紧神经，觉得自己必须满足所有人的期待，但现在她渐渐明白："其实大家都在忙自己的事情，哪会在意我啊。即使他们嘴上表示对我有很大的期待，但其实只是随口一说。我不用为了回应他们的期待而这么拼命，没必要。"这种想法让她释然了，肩上的重担也随之被卸下。

对她来说，之前那种"必须满足他人期待"的压力，就像一堵灰色的墙一直压得她喘不过气，但当她每晚都能安心入睡后，这堵墙就自动消失了。自此，她进入了一个全新的世界，在这个世界里，她可以自由快乐地按照自己的意愿去工作，她眼前的世界也比以往任何时候都清晰。

她还深切地感受到，越是睡眠充足，无意识就越能发挥作用，世界也随之变得愈发广阔。她开始享受这种状态，期待通过睡眠看到更多精彩的风景。

总的来说，通过无意识看到具有无限可能性的世界之后，她才发现自己之前一直生活在一个灰蒙蒙的世界里，什么都看不清。

当无意识在睡眠中被彻底激活，压在她身上的那堵灰色的墙也在不知不觉间被拆除了，此时，呈现在她眼前的，是一片无与伦比的壮丽风景，她对世界的感知也由此发生了极大的变化。

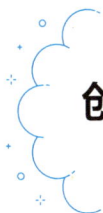

创意将源源不断地涌现

🌙 不要着急否定，说"这个不行，那个也不行"

有时候，即使你绞尽脑汁，也想不出什么好的创意。但如果一有想法你就自我否定，觉得"这个不行，那个也不行"，那创意就会越来越难涌现。

激发创意的方法有很多，我个人比较偏爱的是"头脑风暴"。因为运用这种方法时，我们不会否定出现在脑海中的创意，而是会将它们一个不落地记录下来。

举个例子，你想一下有哪些方法能让人睡得更好。

我相信你肯定会想出一些答案，不要立刻否定它们，不管它们是否可行，先把它们写下来。比如吃多点、冥想、按时上床、早点起床晒太阳、睡前做一些拉伸运动……就这样写下去。然后就会出现一个有趣的现象——当你写着写着，觉得好像已经想不出什么答案的时候，往往会突然出现一个绝妙的创意。

为什么会这样呢？

一般来说，评判"这个创意好，那个创意不行"时，你用的是你的意识，但如果不加筛选地写下所有想法，那意识的活跃度会大大降低，无意识就会被激活。

当你觉得自己想破头也想不出什么时，无意识会给你一个绝妙的创意，让你惊呼和兴奋。

也就是说，无意识提供的创意无与伦比，而这正是无意识的有趣之处。

头脑风暴可以一个人进行，也可以和其他人一起进行，不过大家一起进行更容易高效地产生好创意。和头脑风暴有相同效果的另一项活动就是"好好睡一觉"。

🌙 想要好的创意时，在睡前给自己设定一个主题

当我开始思考"有没有什么整理好的创意"时，便会想"干脆交给无意识吧！"，然后给自己的思考按下暂停键。

现在只要我晚上在睡前给自己设定一个主题，再睡个好觉，早上醒来不久就能想到一个好主意。因为在我入睡时，无意识用它的力量给我带来了灵感。

其实，最初我睡醒后觉得自己没做什么特别的梦，也没有什么灵感闪现，但稍等片刻，那些绝妙的创意就会接二连三地出现，这是无意识给我的馈赠。

所以，如果你想要一个好创意，那就试着为自己设

定一个主题再入睡。这样，蕴含着无限力量的无意识才能发挥作用，给予你一些绝妙的创意。

我简单解释一下其中的机制，这与两个因素有关。

第一个因素是大脑的"炎症物质"。当你因为想不出好点子而感到有压力时，大脑就会不断积累炎症物质，从而影响其正常运转。而如果你能在适当的时间里睡个好觉，炎症物质就会减少，大脑就能恢复正常，你就能发挥本就拥有的能力，从而更容易想出好的创意。

第二个因素是"大脑中网状结构的密度"。这里的"网状结构"指的是大脑中的胶质细胞。有研究显示，理论物理学家阿尔伯特·爱因斯坦大脑中的胶质细胞的数量几乎是普通人的两倍。胶质细胞的数量越多，大脑传递信息的效率就越高。

大脑内的网状结构越细密，我们就越能灵活应对各种情况，轻松举一反三。相反，如果大脑内的网状结构比较稀疏，我们的思维就会受限，我们就只能想到少数几个选择，陷入创意僵局。

而在睡眠期间，因为无意识得以发挥作用，所以即使是大脑内的网状结构稀疏的人，也能在梦中体验到新的感受，这类人会发现："平时我根本想不到这一点，结果睡一觉起来就想到了。"

无意识的可能性是无限的，也就是说，在意识停止工作的睡眠中，无意识会向你展示平时你无法想到的可能性。并且你的睡眠时间越长，你就越能像那些大脑内的网状结构细密的人一样，在梦中体验无限可能。醒来后，你就会发现灵感不断涌现，你能想出平时根本想不到的绝妙创意。

☽ 无意识的"无限可能性"

睡醒后，创意会源源不断地涌现出来，我已经有过多次这种令人惊奇的经历。比如，我想着那些需要创意的主题去睡觉，醒来后就会发现，脑海中会浮现一些听都没听过的词。

对于这些完全没听过的词，我尝试过忘掉它们，但发现根本忘不掉，它们在我脑海中挥之不去。于是我去查了一下它们的意思，结果令我大吃一惊——这不就是我一直想要的创意吗！

脑海中突然浮现完全陌生的词确实有点吓人，但我想，这正是无意识的强大之处——它会给我们带来"无限可能性"。而且睡得越多，涌现的创意就越多，因为无意识能在睡眠中精准地为我们提供我们需要的东西。

不必要的紧张感消除后，你就能泰然自若

"别人对我印象不好"的思维定式

每次和别人聊天，我都很紧张，因此我很难把自己的所思所想准确传达给对方，于是就会担心对方会不会觉得我是个怪人，而这种担心被人误解的心态又让我更紧张。比如，偶尔碰到邻居的时候，我可能会因为太紧张而语无伦次，然后忍不住沮丧地想："唉，邻居会不会觉得我很奇怪？"类似的事情一直困扰着我，我觉得如果我能消除和别人沟通时的紧张感，会轻松很多。

我紧张的原因是，和别人聊天前我会提前考虑"如果对方这么说，我该怎么回应"。也就是说，我会为了不紧张而提前设想各种情况，但设想得越多，就越容易担心"如果出现这种糟糕的情况我该怎么办"，这导致紧张感不断加剧。举个例子，当我打电话取消信用卡服务的时候，我会提前设想"如果对方问为什么要取消，我该怎么回答"，这种设想加大了我的行动难度，导致我连打电话的勇气都没有。甚至什么都还没发生，我就开始设想最糟糕的情况，担忧"如果他们说提出解约需要支付罚款，我该怎么办"。

我很怕打电话，每次打电话我会极度紧张，整个人结结巴巴的，完全不能和对方正常交谈。这种情况导致我内心出现了一种自我暗示——"我不擅长和陌生人聊天，只要和陌生人聊天，我必定会紧张"。而且，平时就容易紧张的我，总是忍不住揣测"如果对方对我有负面看法，我该怎么办"，并且坚信"对方一定觉得我很差劲"。虽然我知道"很多时候我连自己的感受都弄不清楚，又怎么可能知道对方的感受"这个道理，但我还是莫名觉得，自己对对方的感受一清二楚。而一旦开始想象"那个人的感受"，我就会产生一种紧张感，而且这种感觉会越来越强烈。

其实，这种与他人交往时紧张的问题，可以通过"睡个好觉"来解决。

🌙 无意识先生会帮你消除紧张感

如果你能在合适的时间睡个好觉，那你与人相处时的紧张感就会自然消失，而且你会迎来一个有意思的转变——你不再被人误解，即使说出自己想说的话，也不会损害人际关系；面对刚认识的人，你也完全不会紧张。

想知道自己睡得好不好，可以查看智能手表记录的睡眠数据。就我个人而言，如果在晚上 10 点 30 分前入睡，我的深度睡眠（非快速眼动睡眠）和浅度睡眠（快速眼动睡眠）就能维持一种很好的平衡状态。但如果晚于这个时间点入睡，我就完全无法进入深度睡眠状态。

这里为什么要讨论深度睡眠呢？因为深度睡眠与人际关系的关联非常密切。

我在学生时代的神经心理学课上学到，"人在深度睡眠时会做噩梦"。这是因为在深度睡眠期间，大脑中感受恐惧或愤怒的区域会更加活跃。不过，人如果不在深度睡眠状态下被唤醒，几乎不会记得那些梦。

实际上，在深度睡眠期间，我们的无意识会检验人际关系的各种可能性。因为做的是噩梦，所以经历的是比较糟糕的情况。而我们在梦中体验这些糟糕的情况就相当于提前演练了一遍，这样如果在现实中遇到类似情况，我们就能条件反射式地应对。

也就是说，我们无须费力思考，无意识会在梦中进行各种模拟，帮助我们沉着冷静地应对现实中的各种情况，最终让我们无论和谁交流，都能足够松弛，在他人面前展现最真实的自我。

总之，我们没必要一一设想最糟糕的情况，因为无意识能让我们在梦中体验不同人群的情感，让我们在面对形形色色的人时泰然自若。

跟别人聊天很紧张的时候，你可以提醒自己："只要好好睡一觉就好了！"这样，你就不会暗自揣测对方的情绪和想法，能更自在轻松地与对方交流。

找到自己真正想做的事情，脚步也会轻快起来

🌙 不知道自己想做什么的原因

很多人都不知道自己真正想做什么，很迷茫。其实，如果你真的想找到自己想做的事情，关键在于停下手头那些你不想做的事情，这样你才能看清自己的内心，摸索出自己真的想做什么。很多时候，正是因为你总是做自己不想做的事情，所以你才不知道自己到底想做什么。

这种"不知道自己真正想做什么"的困惑，有时候是习得性无助引起的。所谓"习得性无助"，是指

在长期承受压力的情况下，人会产生一种"做什么都徒劳"的心理状态，进而对这种状态习以为常，不再试图努力改变。

关于习得性无助，有一个非常著名的实验。

这个实验是，把狗放进一个不断施加电击的笼子里，狗一开始会拼命挣扎，试图逃出笼子，但会发现怎么都逃不出去。久而久之，狗就会停止反抗，不再尝试逃跑。即使后来打开笼门，狗可以轻易逃脱，它也会因为之前的失败经历而毫无生气和斗志，就在笼子里坐以待毙。

许多"不知道自己真正想做什么"的人，正处于这种习得性无助状态。

对人类来说，"不想做的事"正如实验中的电击，会一次次伤害你。如果人总做那些不想做的事，动力和热情就会被逐渐耗尽，最终陷入习得性无助状态。

即使后来有自由选择的机会，人也会茫然无措，完全搞不清楚自己到底想做什么。

其实，只要我们意识到"做自己不想做的事情约等于被电击"，那自然会立马停止做这些事情。但麻烦的是，我们一旦陷入习得性无助状态，就很容易觉得"做不想做的事情都是生活所迫"，进而感到无能为力。而且周围人越是说"干脆别做了"，我们就越觉得"不做不行"，从而继续遭受"电击"，最终越来越不知道自己的人生所求为何，以至于被禁锢于牢笼之中，无法追求自由。

☽ 规律的睡眠会"美化"记忆

我用智能手表查看自己的睡眠状态后发现，当我专注于真正想要做的事情时，睡眠会变得非常规律，完美得像教科书上展示的一样。但如果我做那些不想做的事，睡眠就会紊乱，我会完全无法进入深度睡眠状态。

睡眠非常规律意味着无意识会有效整理记忆。相反，睡眠紊乱意味着记忆无法得到妥帖整理，会非常混乱。

著名的创伤研究专家贝塞尔·范德科尔克博士曾经分享过一个故事，他的祖父是荷兰的一名军人，在战争期间曾被日本军队俘虏。战争结束后，他的祖父曾表示："日本人十恶不赦！"但在无数次入睡和醒来之后，他的祖父自动"美化"了记忆，开始认为"日本人是战友"。

是的，规律的睡眠可以让无意识整理记忆，让那些本来"令人厌恶"的事物被"美化"成"令人愉悦"的事物。同样，那些你完全不想做的事情，经过多次的入睡和记忆整理后，会变得没那么讨厌。你之所以觉得不想做某些事情，可能是因为你的记忆没有在睡眠中得到有效整理，所以内心一直残留着"不想做"的感觉。

☾ 想做的事情有很多也没关系

正如前文所说，无意识会在你睡觉时帮你妥帖整理记忆，让记忆出现不可思议的"美化"，那些原本不想做的事情，也不会再像电击一样伤害你。与此同时，你的睡眠也会变得规律起来，你的脑海中会不断浮现出"我可能想做这件事"的念头。

另外，即使你已经陷入习得性无助状态，你的记忆也会被"美化"，让你能够自由去做想做的事情，放心大胆地尝试新鲜事物。在尝试过程中，如果你又找到了其他想做的事情，也可以毫不犹豫地去做。

如果你想做的事情有很多，那也完全没关系。实际上，当你同时去做好几件想做的事情时，你会发现它们的共同点。而这些经历和体验也会在睡梦中被无

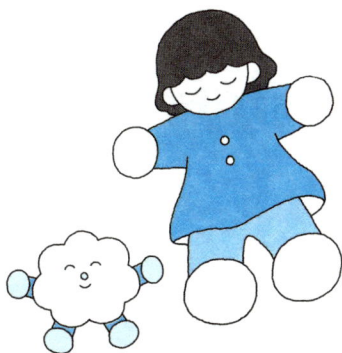

意识妥善处理好，从而让你找到最重要的、真正想做的事情。

　　总之，无意识整理记忆的能力真的很强，不仅能让你身心更加轻松，还能帮你找到真正想做的事情。

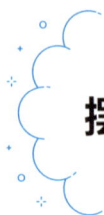

摆脱无动力状态

炎症会引发无力感？！

工作压力特别大的人在休息日往往会做什么都提不起劲，不想动。

其实，人在感受到压力时，大脑会分泌压力激素，导致血流量增加、血糖升高。这一过程可能会造成血管受损，引发炎症，而炎症物质会让大脑无法正常运作，进而导致人出现无力感。

实际上，无论身体哪个部位出现炎症，炎症物质都会通过血管影响大脑，让人更容易陷入无力状态。就以我来说，我摔倒后扭伤了手腕，而且后来出现了炎症，于是那段时间我什么都不想干，没有任何动力。

需要注意的是，当人受伤的时候，就能明显看出来身体有炎症，但当压力导致血管受损并引发炎症时（这种情况没有那么明显），人们往往会觉得"这和炎症没有一丁点儿关系"。但是，其实无精打采就说明你体内有炎症。

这时候，如果你能好好睡一觉，就能有效缓解这种无精打采的状态。因为在特定的时间睡个好觉，身体会分泌一种能修复身体损伤的生长激素。这种生长激素会修复那些你肉眼不可见的身体损伤，让你的大脑摆脱炎症物质的影响，帮你顺利消除无力感。

那什么时候睡觉效果最好呢？关于这一点众说纷纭，就我个人而言，晚上10点到凌晨2点安稳入睡的效果较为显著。

☾ 缺乏动力并不是你的错

　　在休息日，我一般什么都不想做，白天一直睡觉，但这会导致我在晚上睡不着，即使睡着也会在半夜醒来，根本无法进入深度睡眠状态；早上起来后也完全没干劲，甚至觉得去上班本身就是一种压力。

　　"出门工作让我很有压力"这件事，毫无疑问会进一步损伤我的血管，加重炎症，其结果就是我做事更没动力，整日无精打采。

　　其实，炎症不仅会影响人的精气神，还会让人易怒、对声音和气味变得敏感，而易怒和敏感又会增强人对压力的感知。这样的恶性循环会加剧血管损伤，最终导致炎症物质严重影响大脑，让大脑无法正常运转。

　　在这种情况下，你即使知道"现在要好好睡觉"，还是会忍不住漫无目的地看视频，完全无法控制自己的行为。这样一来，身体的损伤就无法通过生长激素修复，你的身体会越来越虚弱。

如果总是像前面说的这样，犯懒又睡不着，那就记住"睡觉可以治疗炎症"这句话，千万不要责备自己。因为自责会带来压力，加剧炎症，导致这种状态更难改善。

那到底该怎么做呢？其实很简单——不要全盘否定自己，而要意识到"自己只是因为炎症才毫无动力"。随着时间的推移，睡眠变得有规律后，身体会逐渐分泌生长激素，修复炎症，同时，受炎症物质影响的大脑也会恢复到正常状态，让你摆脱无力感。

不再为人际关系而烦恼

越是费心考虑他人，越是招人厌？

　　小时候，父母经常要求我"多考虑他人的感受"，但我发现，越是费心考虑他人的感受，我与他人的关系越糟糕。有时候我明明拼了命地去考虑对方的想法和心情，不想让对方对我印象不好，却在不知不觉中被他们排斥和孤立。相反，那些不过分考虑他人感受的人却能和大家相处得很好，这真是让我羡慕不已。

　　在工作中也是如此，一开始我做事前会充分考虑上司和同事的感受，起初他们觉得我很有眼力见儿，但渐渐地，上司对我的态度越来越傲慢。可悲的是，那些完全不考虑上司感受的人，反而比我这种事事顾及上司的人得到上司更多的赞赏。同样，和同事相处时，明明我对他们极其上心，态度特别好，但不知不觉中他们就会排挤我，这让我心灰意冷，感觉遭到了背叛。

后来我渐渐明白，这是人际关系中的一种奇怪现象——你越是考虑他人的感受，你与他人的关系就越容易破裂。

曾经有一项关于错误（失败）的研究：高速公路上，当警车闪着警灯在路边停靠时，司机越是想着"千万不要撞上警车"，就越容易朝着警车开去，最终发生车祸。

在人际关系中也是如此，你担心"被对方讨厌"的这个念头，就像高速公路上闪烁着警灯的警车，你提醒自己"考虑对方的感受"，就相当于提醒自己"千万不要撞上警车"。如果总是被闪烁的警灯吸引，那么即使你不想撞上警车，你也会不由自主地朝警车撞去。如果你过于担心被对方讨厌，那对方可能就会真的讨厌你。

总而言之，你越是考虑对方，你就越容易不被对方在意，结果就会导致你与对方的关系破裂。而我之前一直都处于这种状态，所以人际关系一团糟，烦心事不断。

现实中有些人经常被说"没眼力见儿"，甚至不受周围人待见，但我观察后发现，这些"没眼力见儿"的人其实和我很像，就是因为太在意他人的感受，所以反而说了一堆不该说的话，导致被他人认为不会察言观色。

☽ 把人际关系交给无意识效果会更好

小时候，我总是为人际关系烦恼，花了大量时间去考虑他人的感受，几乎没有时间学习。然而，当我忙于学习，不去考虑他人感受的时候，惊讶地发现"自己好

無意識さんの力でぐっすり眠れる本
催眠贴纸

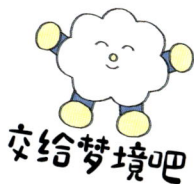

交给梦境吧

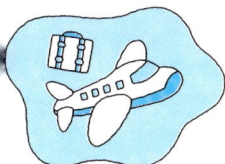

奢侈地思考

脑内牛奶

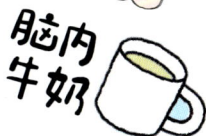

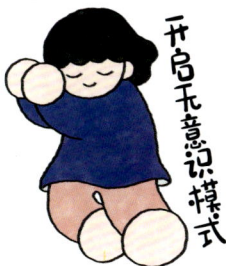

开启无意识模式

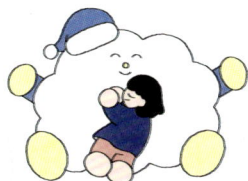

世上没有无意义的烦恼

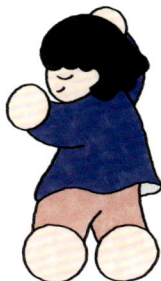

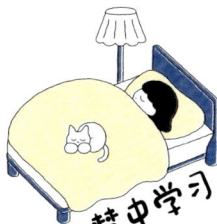

梦中学习

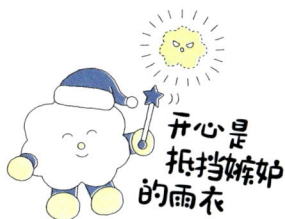

开心是抵挡嫉妒的雨衣

一定会有人与我心意相通

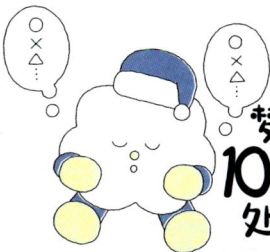

梦境有 **100** 倍的处理能力

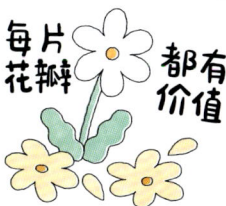

每片花瓣 都有价值

©hakowasa

像不再有人际关系方面的困扰了"。

刚入职场时也是如此，我当时每天忙得脚不沾地，有太多事情需要记住，回到家倒头就睡，压根儿没时间去考虑别人的感受，结果那时候的人际关系几乎没有任何问题。但随着我的工作做得越来越得心应手，我开始有余力去考虑周围人的感受，结果我的人际关系又变得一团糟，这让我的心情跌到谷底。

最终我意识到，问题的根源在于"我想了太多不必要的事情"。不过，虽然我找到了问题根源，但我却没能立即解决。当时我的状态很差，一躺上床，脑海中就会自动浮现白天发生的糟心事和相关人物，然后翻来覆去琢磨对方当时是什么感受，不停地想象各种可能性，根本控制不住自己。

后来有一天，我做了一个梦，在梦中，对方因为我的一句话，怒气值越来越高，甚至到了一发不可收拾的地步。我醒来后，心情糟糕透顶，难受极了。

然而没想到的是，一个月后，我在工作中和人交谈时，突然觉得当下的场景似曾相识，回过神来才发现，这场景竟和那日的梦境一模一样。然后我想起自己在梦中说了一些不必要的话，让对方生气了，于是果断选择采取和梦中不同的应对方式，成功地避免了噩梦成真。

其实我平时一直努力让自己不要过度琢磨他人的感受，但一旦不安感加剧，我还是会忍不住琢磨起来。不过，当我意识到"可以让无意识在睡梦中处理问题"后，就不再考虑这些不必要的事，从而安心入睡了。我的人际关系之所以逐渐改善，就是因为无意识在梦中给我传达了很多可以有效避免麻烦的信息。那些时不时出现的"似曾相识感"，就是无意识通过睡眠传达给我的处理人际关系问题的智慧。

人际关系问题其实比你想象中的复杂得多，与其自己思考如何改善，不如把它交给无意识，然后你就会感受到，那些困扰你的人际关系问题正被逐个击破。当然，人际关系问题不会完全消失，但无意识会为我们提供很多帮助。总之，无意识对我们改善人际关系大有裨益，我们一定要重视。

在不知不觉中，你已经活出了真正的自己

🌙 觉察"伪装的自己"

回顾过往，发现自己处于浅眠状态时，我总是过分在意他人的目光，没有活出真实的自己。而在我睡得特别香甜后，我在人前便不再局促紧张了，能大方地展露最真实的自己，而不会想着伪装自己了。

我想，之所以在人前紧张或伪装自己，是因为我无法接受真实的自己，对自己很不认可，总是担心"那个人会怎么想我""对方肯定对我有不好的看法"。而这些担忧让我陷入恐惧，觉得"当前好像不适合展现真实

的自己"，从而紧张起来，忍不住去扮演另一个角色。

时间久了，我就无法做自己，一直在扮演其他人。其实，一面对他人就紧张，就是因为我在"扮演一个紧张的人"，而没有做自己。

不同人的伪装不一样，有些人会在别人面前扮演一个"认真严肃的人"，而有些人会不自觉地扮演一个"脾气差的人"。因为不能接受真实的自我，所以有些人不得不扮演一个"认真严肃的人"来伪装自己；因为对真实的自己没有自信，所以有些人需要伪装成"脾气差的人"来保护自己。

不得不承认，"伪装"确实是维持良好人际关系、适应社会的重要技能。但如果总是扮演他人，大脑就会不断积累压力，这种压力的累积会损伤血管，引发炎症。大脑在被炎症物质攻击后，会让你无法发挥你拥有的能力。

而一旦你能睡个好觉，你的无意识便会在梦中帮忙处理你担心的人际关系问题。你不再需要提前假设"最坏的情况"并扮演某个角色，而是可以大大方方地做自己。

对人际关系的担忧减少了，就没有必要再去扮演别人，这样一来，压力会逐渐减轻，大脑也不会再受炎症物质的影响，你就能回归本真。而当你回归本真，不用扮演某个角色、不用在意他人的目光，你便会精力充沛，沉浸式地享受自己最真实的状态。

除此之外，你会发现你可能曾认为自己"不擅长提出新创意""与初次见面的人聊天会很紧张"，但当你好好睡觉，把这些问题交给无意识处理后，你会发现这些都是"你为了迎合他人而做的伪装"。实际上，只要睡个好觉，创意就会源源不断地涌现，你在和陌生人见面聊天时也不会再紧张，而会在不知不觉中放松下来。

你可能会觉得，一下子有那么大的改变，肯定会有除了睡眠之外的原因，比如"经验积累得多了，创意就变多了""年龄大了，即使是和陌生人见面也不会紧张"等。但实际只是因为你的睡眠质量变好了，无意识得以发挥作用，帮助你回归最真实的自我。

你可能认为自己是个"胆小鬼"，但无意识会告诉你"事实恰恰相反"。"胆小鬼"这个形象是你为了适应周围环境而进行的一种伪装，并非真实的你。

当你回归真实的自己后，你就不用再假装自己"找不到想做的事"，而是只要对某件事稍有兴趣，就能轻松大胆地去尝试。如果尝试失败，你也许以为自己会"沮丧失落，丧失动力"，但这其实也是你为了适应周围环境而进行的一种伪装。放心，只要你晚上睡个好觉，无意识就会提醒你这一点。

那些你觉得"非常失败"的经历，在你睡个香甜的好觉之后，也会被"变废为宝"，在你意想不到的方面发挥作用。你很快就会意识到，这种"一失败就沮丧、

"撂挑子不干"的形象，也是你为了适应环境而塑造的，只有活出自我，你才会更加开心。

一直以来，我都以为"做真实的自己"意味着承认和接受自己的"软弱"和"无能"。但是，当我睡个好觉之后，我才意识到所谓的"软弱"和"无能"其实是我为了让别人接受我而进行的伪装。而当无意识发挥作用后，这种"软弱"和"无能"的感觉会逐渐消失，你还发现，你对自我的责备和总是试图适应周围环境的心态是你的压力的来源。

也许你很担心活出自我后，周围人会离你而去，但实际上，如果你能睡个好觉，无意识会引导你进入一个全新的世界，那里可以让你无所顾忌地做自己。你不必再扮演弱小和无能的角色，不必再想方设法地去适应周围环境，而是会进入一个全新的世界。

相信我，当你睡得好时，你会发现周围的环境已经变成了一个可以让你活出真实的地方。无意识会让你意

识到——人生的主角不是别人，而是自己。你会有一种
"原来人这辈子可以做自己"的感觉，而周围的人，都
是无意识为了让你做主角、为了让你活出自我而安排的
配角罢了。

简而言之，深度睡眠会给你带来"活出自我"的喜
悦，这份喜悦独属于你，和其他人无关。

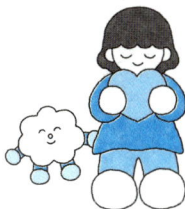

一读就能熟睡的故事

本节要介绍的故事会让你一读就睡着。一个提示：故事中的主语有时候会从"这个女孩"变成"我"，这是为了扰乱你的意识，让你顺利进入无意识的状态。话不多说，接下来就放松心情往下读吧。

有一个小女孩躺在床上，正准备睡觉。平时她一上床就会被困意包围，很快就能睡着，但今晚这种困意一直没有出现。

小女孩开始思考各种可能性："是因为我没找到妈妈忍不住哭了，哭累后又睡了一觉，所以现在才睡不着吗？"

可是，为什么白天我哭得那么伤心，还能不知不觉睡着呢？为什么一流泪就能不自觉地睡着呢？

婴儿也是这样，哭着哭着就睡着了，而且睡得很香。难道说眼泪里有能让人入睡的魔法成分？那下次再哭，我就把眼泪收集起来，藏进妈妈的空的化妆品瓶子里，在睡不着的时候用一下藏进瓶子里的眼泪，也许就能睡着了。

我琢磨着那些装在小而精致的瓶子里的眼泪，忽然想到，即使没有这种瓶子，也许只要像白天那样哭一哭，就能犯困睡着。于是我试着哭一场。为了让自己哭出来，我努力回想找不到妈妈时的那种孤独感。但奇怪的是，之前我明明哭得那么伤心，现在却完全哭不出来，难道是因为睡了一觉让我的孤独感消失了？

小女孩意识到，睡眠可以驱散她的孤独感。说起来，之前和朋友吵完架后，只要晚上舒舒服服地睡一觉，第二天早上醒来后，就会觉得那些烦恼争吵都无所谓了，她和朋友还能像什么都没发生一样继续一起玩。

睡觉的时候，到底发生了什么呢？

这么想着，我的脑海中突然出现了一张雪白的画纸，每当有事情发生，画纸上就会多一条线。在一天中，各式各样的事情接二连三涌现后，线条越来越多，变得杂乱无章。然而，只要经过一晚，画纸就能恢复原样，变回一张白纸。

难道说，我睡觉的时候，脑海中的小精灵们会帮我擦掉这些线条？

我忍不住想象，那些小精灵们手里拿着一块神奇的橡皮，细心地擦去那些乱七八糟的线条。正沉浸其中时，小女孩的脑海中突然出现了一头"催她睡觉的大象"。她记得之前睡不着的时候，只要想象一头长鼻子、体形壮硕的大象，就能在不知不觉中沉沉睡去。

小女孩开始纠结，是想象大象，还是继续想象那些小精灵呢？小精灵们擦掉线条的样子那么有趣，但大象能让自己睡着，该想象哪个呢？纠结了半天，她还是想试一下想象大象，因为她想确认一下，这一次想象大象是否也能让她顺利睡着。

就在她思考这些的时候，脑海中悄然浮现出一头巨大的大象，这头大象在灿烂的阳光的照耀下，从草原的另一边缓缓走来。小女孩闭着眼睛，想象着大象慢慢靠近，同时她伸手轻触床边的白墙。白墙冰冰凉凉的，让她感觉很舒服。与此同时，她小小的手掌也温暖了白墙。

虽然她没有摸过大象，但当她触摸着这堵被手掌温暖过的坚硬墙壁时，感觉就像在摸那头巨大的大象一般。然后，我就在不知不觉中被引导进入梦乡，沉沉地睡着了。

也许是因为和大象在一起很有安全感，所以我的身体也逐渐放松，不再紧绷。在这种放松的状态下，我一步一步走下通往深度睡眠的阶梯，每往下走一步，我的睡意就加重一分。而且我有一种奇怪的感觉，好像每往下走一步，我就越接近那个无忧无虑、能倒头就睡的婴儿时期，如果真的能重新变成婴儿，我的人生会发生什么呢？

我可能就是为了回到那个只需一个微笑就能让所有人开心的婴儿时期，才会走下这个睡眠阶梯。虽然我现在记忆有些模糊，但当我一步一步下楼的时候，我体会到了两种感觉——一种是被温暖手臂紧紧抱住的安全感，另一种是被被子包裹住的舒适感。

在温暖手臂的环抱下，我睡得很香甜，在梦中体验着一些从未体验过的事情。不仅是我，这些体验是任何人都未曾经历过的。

我一直都非常崇拜那些大人，他们能做我做不到的事情，非常了不起。但在梦中，我也体验了大人们都没有经历过的事情，这么说来我也很了不起！这个念头让我意识到，其实我心中有一颗小小的、闪烁着光芒的宝石。

我暗暗想，有了这颗小小的闪亮的宝石，无论发生什么，我都能应对。我用小手紧紧握住这颗宝石，感受着它传来的凉意，同时我的体温也传递到它身上，让它绽放出更加耀眼的光芒。然后我发现，我这样紧紧握着它，它的光芒就只能从指缝中溢出，于是我松开手，它在我的小手中发出闪耀的光芒，照亮了周围的一切。

我环顾被它照亮的四周，发现我的每个人生片段都被清晰地刻在了墙壁上。正当小女孩注视着这些回忆时，绽放光芒的宝石突然从她的手心飘起，升向高空，照亮它的四周。

原来那里刻着的，是小女孩将要经历的"未来记忆"。她兴奋极了，连忙抬头看个不停，想知道自己未来会经历些什么。尽管这些记忆属于未来，却给她一种熟悉又安心的温暖感，就像夕阳带着耀眼的金色光芒逐渐沉入地平线的感觉一样。她注视着缓缓落下的夕阳，进入更深的睡眠状态，身体的每一块肌肉也都随之放松下来。

随着肌肉逐渐放松，我的大脑仿佛正被清澈的水流填满。随着水流不断增多，那些之前不可察觉、难以理解的事情，现在也都在意识中流动起来了。

在这香甜的梦中，脑海中的水流变得更加清澈。而我或许在不知不觉间意识到了一直在帮助我的无意识的存在。是的，我的内心深处有一个温柔的声音在轻声诉说："我与你同在。"然后，小女孩从这香甜的梦中醒来，那摄人心魄的光辉倾泻而下，洒满了她的全身。

结语

当出版社希望我以"无意识"为切入点来写一本能够让人熟睡的书时，我的内心其实很不安，我忍不住想："这能行吗？"因为市场上已经有很多从科学角度探讨睡眠问题的畅销书了，而且我不确定大家是否真的会对"无意识"感兴趣。

就在犹豫的时候，我想起了之前遇到的一位编辑。他曾经委托我写一本书，但我交稿后，他却说我这么写肯定不行。我没有气馁，而是再次动笔，心想我一定要写出让他挑不出毛病的文章，结果当我再次交稿的时候，我被他批评得更惨了，这让我沮丧极了。

这样反复几次之后，我跟他说："这本书是不是根本不需要我来写？不然为什么无论我写什么，你都只会批评我。"我当时的心情真的跌落到了谷底，我觉得再这么被批评下去，我肯定会完全崩溃。

然而那位编辑却严肃地对我说："非大岛老师不可！"我立马反驳说："你虽然说非我不可，但你却一个劲儿地批评我。"没想到编辑却有点害羞地回复我说："不是的，我之所以说只有老师才行，是因为老师的书解决了我的出汗问题！"

我更惊讶了，于是问他："啊？我写了能止汗的书吗？"他回答："不，虽然书里完全没有提到出汗，但读了你的书后，我就不再乱出汗了，也不像以前那样一在公共场合发言就紧张了，现在我能大大方方地说出自己的想法了！"听他这么说，我突然想起了自己的催眠导师，于是回应道："其实我也有过类似的经历。"

很久之前，我曾经跟我的催眠导师抱怨："我想写书，但写不出来！"但催眠导师却跟我说了一些和写书完全不相关的话："在湖边有一个魔术师……"我边听边想："这和我有什么关系？"结果想着想着就睡着了。后来，即使我想回忆催眠导师讲的故事，也只能想起"在湖边有一个魔术师……"，其他什么都不记得了。

当时我觉得这个故事一点意义都没有，但是不知为何，等我回过神来的时候，发现原本一直磨磨蹭蹭只能写几行字的我，现在竟然能写出 10 页、30 页、80 页的稿子了。在写到这里的时候，我想起了被无意识的力量震惊的经历。

当我完成并回顾这本"能够让人熟睡的书"时，我发现书中融入了很多关于无意识的故事。也许，会有人像那位总在公开场合紧张到汗流浃背的编辑一样，他们的某些小毛病也意外地被改善了。

其实，只要读一读与无意识"和谐相处"的故事，无意识就会不知不觉地帮助我们。不过因为无意识总是自然而然地帮我们，所以我们很难察觉到自己的变化。但是，如果发现周围的人对我们更温柔，笑容也更多了，那么说明我们的变化很明显。

也就是说，借助无意识的力量，我们会改变自己，而这种改变也会对周围的世界带来积极的影响。你会惊讶地发现，"一切都和以前不一样了"，你的内心也会随之充满喜悦。曾经你那被焦虑不安填满的世界，也会在不知不觉中变成一个令人放心的世界。我沉浸在无意识赋予的温柔睡眠中，预感此事一定会发生。

只需默念就能入睡的"**魔法暗示口诀**"

利用意识助眠的方法

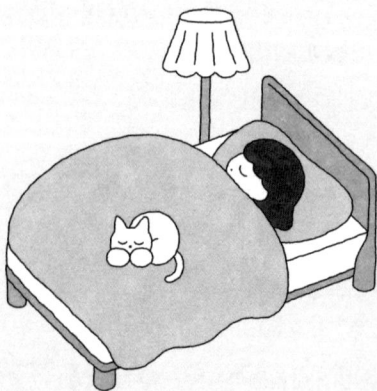